JN055193

消化器内科医が教える

体と心を“強く”する

鉄活BOOK

貯蔵鉄を増やす
おいしいレシピ62

監修 工藤あき　料理監修 井原裕子

徳間書店

巻頭

貯蔵鉄

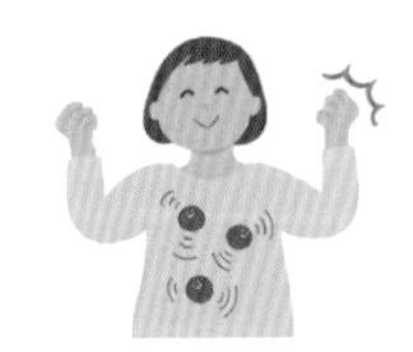

PART 3

心と体が元気になる鉄分レシピ 37

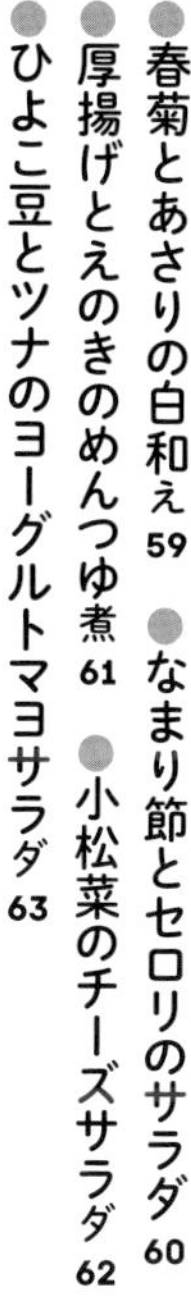

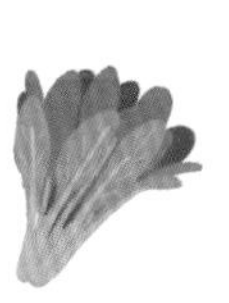

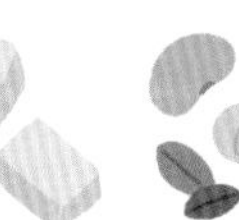

ごはん・麺類のレシピ

スープのレシピ

スイーツのレシピ

作りおきのレシピ

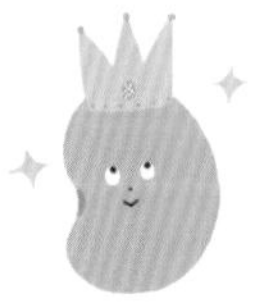
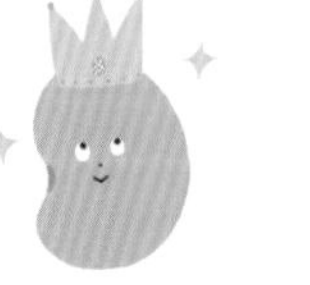

PART 4

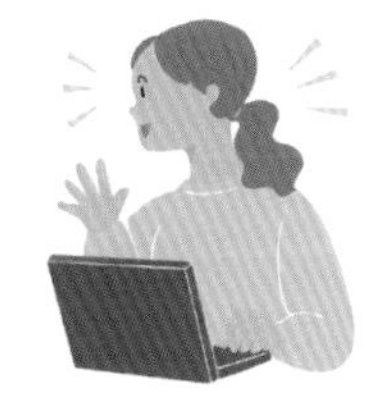

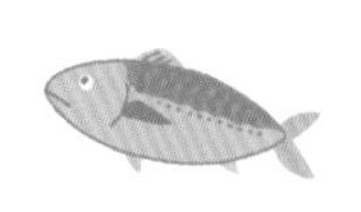

日本人女性のほとんどが鉄分不足という事実！

鉄分は心身の健康を保つうえで欠かせない栄養素のひとつです。身体機能を正常に働かせるために酸素を全身の細胞に供給する役割を果たしているのは赤血球の中のへモグロビンですが、このへモグロビンを生成しているのが鉄です。鉄が不足すると赤血球の数や含まれるへモグロビンの量が減少し、細胞に送られる酸素の量も減少します。すると、細胞の働きが鈍（にぶ）くなり、臓器が機能低下に陥り、さまざまな体調不良を引き起こしてしまいます。これほど重要な役割を担（にな）っている鉄ですが、実は日本人の多くが鉄分不足で、特に月経による出血がある女性は慢性的な鉄分不足であるというのが実状なのです。

日本人女性は鉄分不足による貧血が多い！

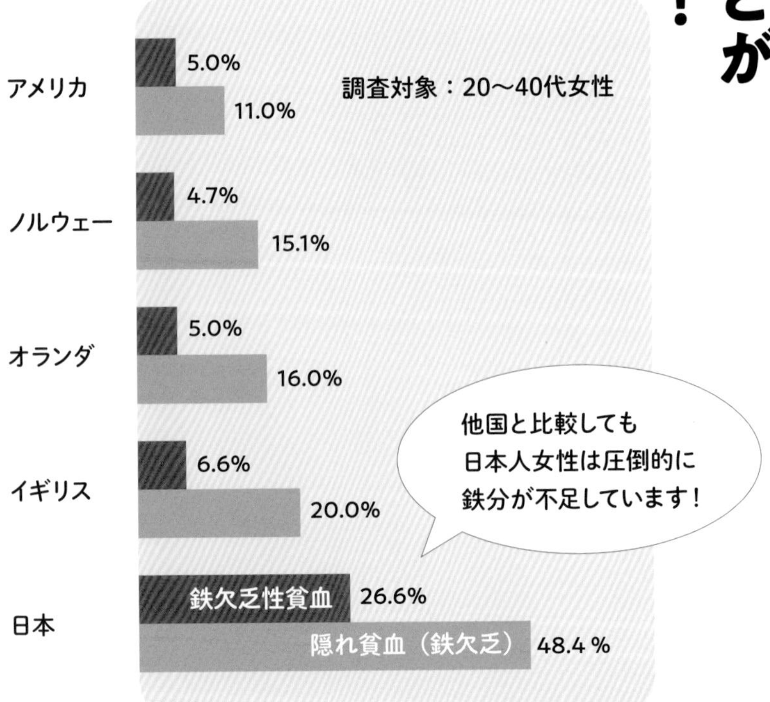

参考：日本鉄バイオサイエンス学会「鉄欠乏・鉄欠乏性貧血の予防と治療のための指針」（響文社・2004 年）

女性の１日分の鉄分摂取量の理想と現実

基準値の６割ほどしか摂れていないのが現実！

平均摂取量
6.6mg
基準量
10.5mg

妊娠初期は９mg、
妊娠中・後期は 16mg が必要。
出産年齢（18 ～ 49 歳）で見ると、
平均摂取量 6.7mg と
かなりの鉄不足である状況がわかる。

平均摂取量
6.3mg
基準量
12mg

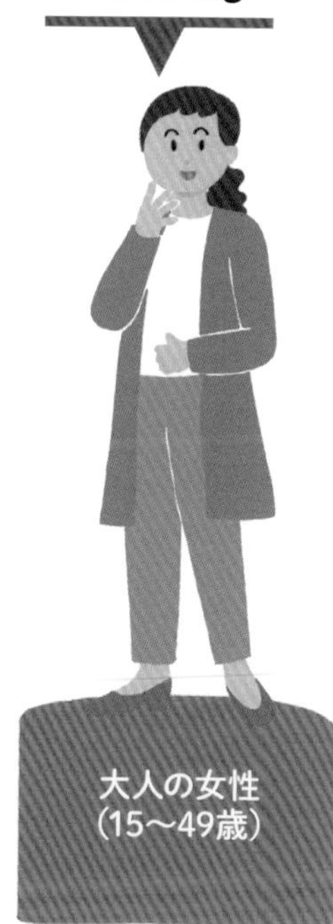
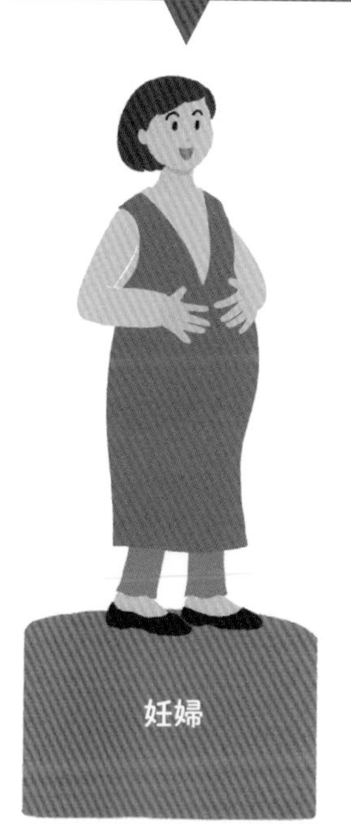
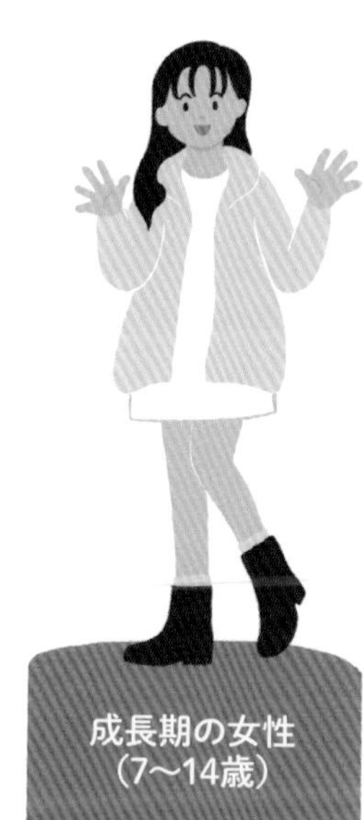

大人の女性
（15～49歳）

妊婦

成長期の女性
（7～14歳）

成長期の男性も油断は禁物！

平均摂取量
7.4mg
基準量
7.5mg

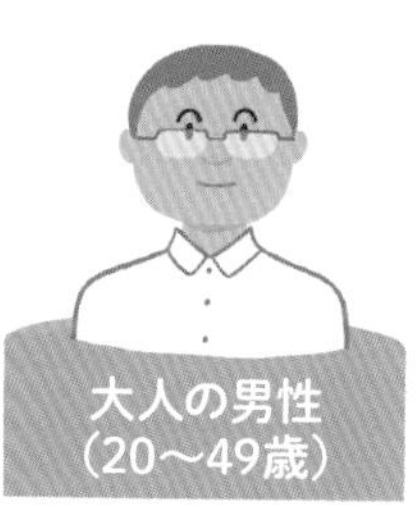

大人の男性
（20～49歳）

成長期の男性
（15～19歳）

平均摂取量
7.9mg
基準量
10mg

実はあなたも隠れ貧血

貧血は、なんらかの原因によって血液中の赤血球の数が減っている状態のことで、その70〜80％は鉄分不足によるものです。

主な体内の鉄分は、ヘモグロビンの中にあって体内をめぐっている「機能鉄（ヘモグロビン鉄）」と、鉄分が不足したときのために肝臓などにストックされている「貯蔵鉄（フェリチン鉄）」です。鉄分が不足すると、貯蔵鉄から使われますが、鉄分の補充がないと貯蔵鉄は減少していきます。その状態が続くと、「隠れ貧血」となり、やがて「潜在性鉄欠乏症」に陥るのです。意識して、毎日の食事で鉄分が多く含まれる食品を摂るなどして、鉄分の補充を心がけることが大切です。

鉄の役割

鉄は赤血球中のヘモグロビンの構成成分。
タンパク質と結合して体内に蓄えられます。
鉄分の体内での主な仕事は酸素を全身の細胞に送り込む手助けをすることです。

赤血球のヘモグロビンの構成成分として、酸素を取り込み運搬

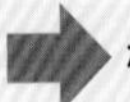

機能鉄（ヘモグロビン鉄）

肝臓、骨髄、脾臓、筋肉に留まり、鉄分が不足したとき血液中に放出される

貯蔵鉄（フェリチン鉄）

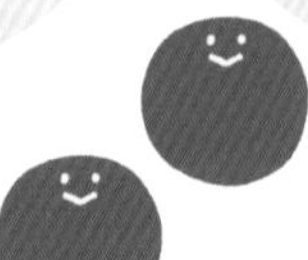

吸収された鉄を骨髄へ運ぶため、鉄を運ぶタンパク質と結合する

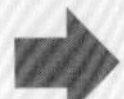

血清鉄

筋肉中でタンパク質と結合し、筋肉中の酸素濃度が減少したときに放出される

組織鉄

※詳しくは14ページ参照

貧血の理由

体内の鉄のストック（貯蔵鉄）が減少した状態が、貧血一歩手前の「隠れ貧血」。そして貧血の理由の70 ～ 80% が鉄分不足が原因の貧血という調査結果も。

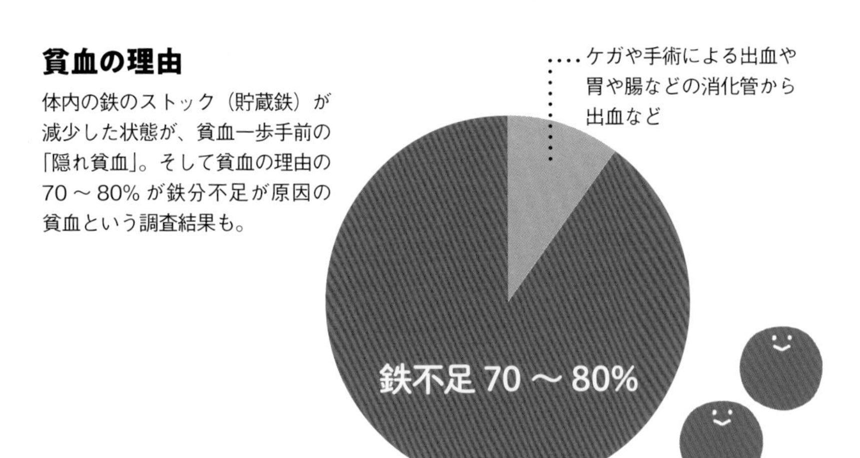

体内の鉄のストックが減少すると「隠れ貧血」に

体内の鉄のストック（貯蔵鉄）が満たされている状態

貯蔵鉄の在庫は十分！

必要に応じて、
必要な分をもち出せる

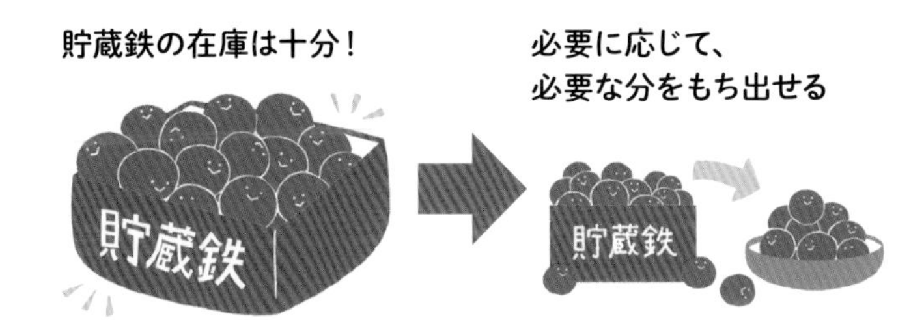

体内の鉄のストック（貯蔵鉄）が不足している状態

貯蔵鉄の在庫が少ない！

貯蔵鉄が必要な場合でも、
もち出せる鉄分がない

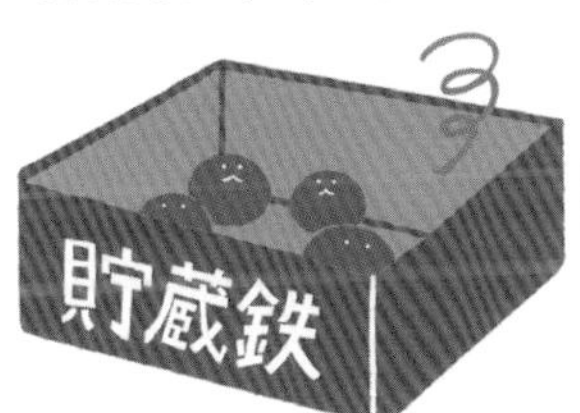

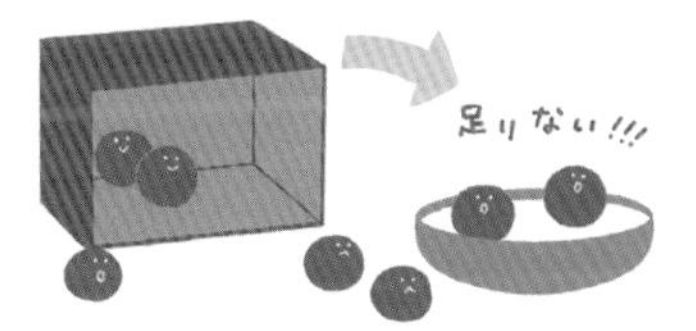

鉄分が不足しがちなのはこんな人

鉄分を失う要因として最も多いのは出血によるものです。事故や手術などによる大量出血や、胃や腸などの消化管からの出血があります。

それ以外では、月経のある女性です。月経によって月に平均60㎖の出血があり、30㎖の鉄分が失われるといわれています。そして、妊婦も、お腹の子どもに鉄分を含む栄養分を送るため不足しがちです。授乳期の女性も同様に鉄分不足になりやすいので気をつけましょう。

成長期の子どもも鉄分不足に陥りがちです。体が大きくなるとき、骨や筋肉は鉄分を必要とします。

このような人は鉄分不足に陥らないよう、鉄分を意識的に摂取しましょう。

月経がはじまったばかりの女性
月経のある年代の女性

成長期の子ども

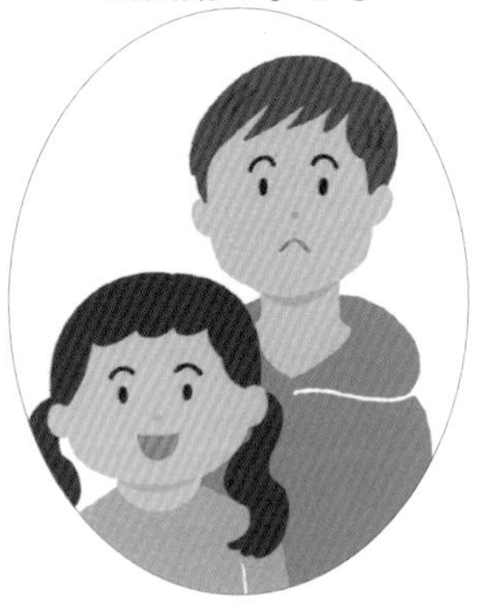

胃や腸など、
消化管からの出血がある人

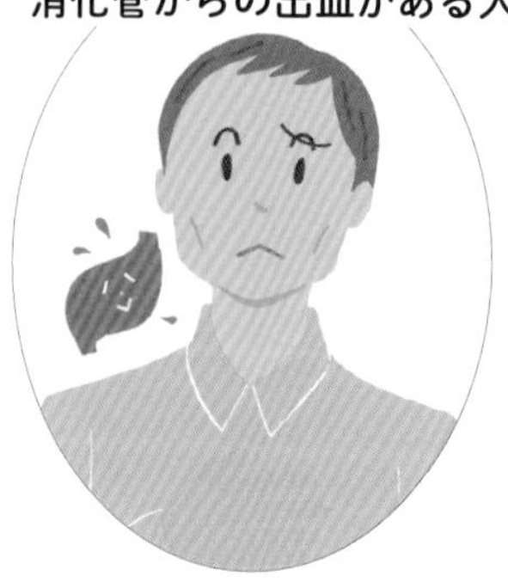

妊婦・授乳婦

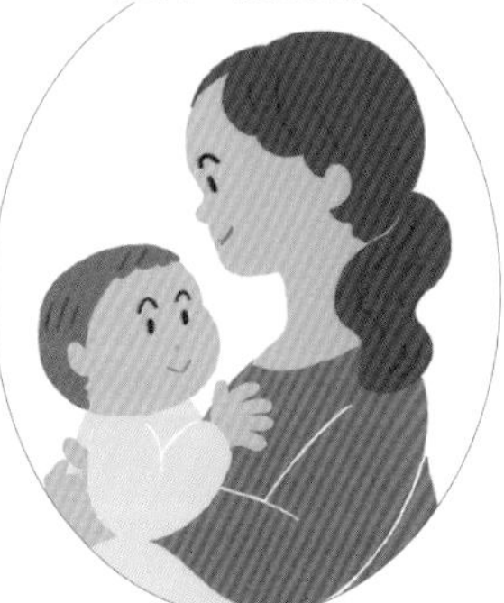

もしかしてあなたも鉄分不足かも！？

なんらかの不調がある場合、その原因は鉄分不足かもしれません。
下のチェックリストで、あなたの症状にあるものに
チェックを入れましょう。

	症状
□	めまい・立ちくらみ
□	疲れやすい
□	倦怠感（けんたいかん）がある
□	頭痛
□	肩こり
□	動悸（どうき）・息切れ
□	顔色が悪い
□	下まぶたの裏が白い
□	眠気・傾眠（けいみん）・あくびが出やすい
□	寒気
□	食欲不振・吐き気・下痢
□	手の震え・しびれ
□	爪が割れやすい・さじ状爪
□	異食症（いしょくしょう）
□	口角炎（こうかくえん）
□	舌炎（ぜつえん）

CHECK!

個

結果は次ページ

診断

11ページのリストでは、あなたの症状に該当するものがいくつありましたか？
実はどれも鉄分不足による隠れ貧血や鉄欠乏性貧血の症状です。
もちろん、他の原因によるものもあるので、該当するからといって鉄分不足と確定されませんが、
原因のひとつとして鉄分不足があるかもしれません。特に、11ページのリストの
下から4つの症状は貧血が進行した状態のときに出る症状です。
この4つの症状に該当した場合は、念のため医療機関で診断してもらうといいでしょう。

	症状	理由
□	めまい・立ちくらみ	ヘモグロビン不足で全身に酸素が不足するため
□	疲れやすい	
□	倦怠感がある	
□	頭痛	ヘモグロビン不足で筋肉に酸素が行き届かなくなるため
□	肩こり	
□	動悸・息切れ	ヘモグロビン不足で臓器や細胞に酸素が行き届かなくなるため
□	顔色が悪い	ヘモグロビンが減少し赤い色素が薄れるため
□	下まぶたの裏が白い	
□	眠気・傾眠・あくびが出やすい	ヘモグロビン不足で脳に酸素が行き届かなくなるため
□	寒気	末端の血管まで酸素が行き届かなくなるため
□	食欲不振・吐き気・下痢	貧血になると消化器官の働きが悪くなるため
□	手の震え・しびれ	貧血によって手足の感覚に異常が出るため
	貧血が進んでいるときに出る症状	
□	爪が割れやすい・さじ状爪	細胞増殖に必要な鉄分が不足しているため
□	異食症	脳の酸欠が原因か？
□	口角炎	細胞増殖に必要な鉄分が不足しているため
□	舌炎	

PART 1 知っておきたい鉄分のこと

みなさんは、鉄分が私たちの体に大事なものであることは
なんとなくわかっていても、実際にどんな働きをしているのか
よくわからないのではないでしょうか？
ここでは、私たちが1日で摂取したい鉄分量と
実際の摂取量の違いについて、食物に含まれる鉄分の種類、
体内で鉄分がどんな働きをしているのかなどについて
詳しく解説します。
鉄分の重要性をしっかり押さえておきましょう！

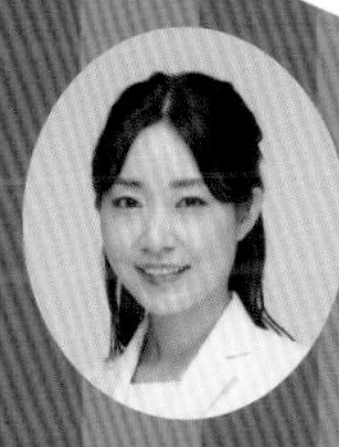

鉄分の役割

ヒトの体に不可欠な微量ミネラルのひとつ

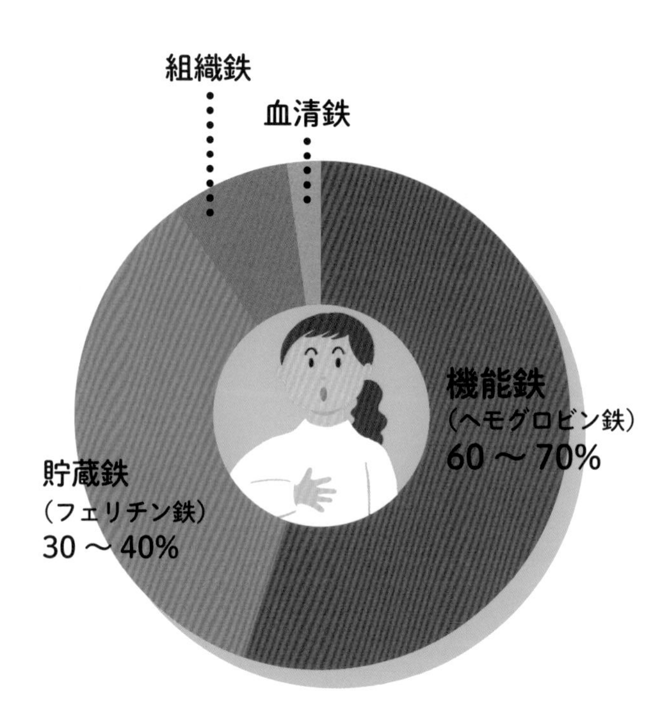

鉄分は、生命維持に欠かせない酸素の運搬役

鉄分は健康な成人の場合、体内に約3～4g存在し、次のような形で、それぞれが役割を担っています。

機能鉄　赤血球のヘモグロビンを構成し、酸素を全身の組織に運搬。「ヘモグロビン鉄」とも呼ばれる。

貯蔵鉄　肝臓や脾臓などにストックされ、機能鉄が不足したときに利用される。「フェリチン鉄」とも呼ばれる。

組織鉄　筋肉の中のタンパク質と結合し貯蔵されている。

血清鉄　血液中で鉄を運ぶタンパク質と結合した状態の鉄。

体内の鉄分は微量ですが、鉄分は生命維持に欠かせないミネラルのひとつです。

体内での生成ができない
鉄分の吸収と消失

食べ物から鉄分を取り込む
食べ物に含まれる鉄分には、食物性の食品に多く含まれる非ヘム鉄（Fe^{3+}）と肉類など動物性食品に多く含まれるヘム鉄（Fe^{2+}）がある（P16 参照）。

胃
体内での生成ができない非ヘム鉄は胃酸によって可溶化し、ビタミンCによってヘム鉄へ還元される。

汗
鉄分を含んだ細胞が汗とともに失われる

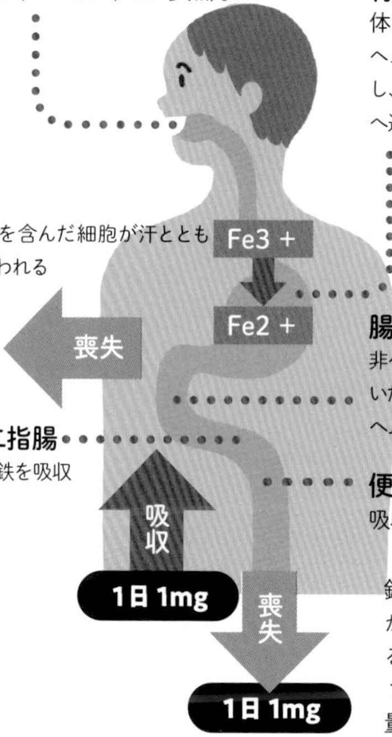

Fe3 ＋
Fe2 ＋
喪失

腸管
非ヘム鉄のまま腸管にたどり着いた鉄は、腸管の酵素によってヘム鉄に還元される。

十二指腸
ヘム鉄を吸収

便・尿
吸収されなかった鉄分は排出

吸収
1日 1mg
喪失
1日 1mg

鉄は食べ物で１日平均 10㎎が取り込まれるが、そのうち１㎎程度が十二指腸で吸収される。一方、体内にあった鉄分は汗や尿などで１日１㎎失われる。これによって体内の鉄分量のバランスを取っている。

10㎎摂取しても、体内に吸収されるのはわずか1㎎

鉄分は他の微量ミネラルと同様、体内では合成することができません。

そのため、食べ物から摂取する必要があります。

しかし、1日に10㎎摂取したとしても、吸収されるのはわずか1㎎程度。吸収されなかった鉄分は体外に排出されてしまいます。

一方で体内にある鉄分は、汗や排泄（はいせつ）によって1日あたり約1㎎が失われます。さらに、女性は、月経によって月に平均30㎎が失われるといわれます。

消化器系の病気などで出血がある場合も、たとえば100㎖の出血で鉄分50㎎が失われるといわれます。

食べ物から摂取できる鉄分は大きく2種類

ヘム鉄と非ヘム鉄

ヘム鉄と非ヘム鉄の違い

ヘム鉄

- 動物性の食品（牛肉（赤身肉）、レバー、かつお、まぐろなど）に多く含まれる
- タンパク質と結びついた形
- 吸収率は10〜30%と高い
- コレステロールが高いので摂りすぎに注意

非ヘム鉄

- 植物性の食品（緑黄色野菜、だいず、海藻など）に多く含まれる
- タンパク質と結びついていない形
- 吸収率は1〜8%と低い
- ビタミンCと一緒に摂ると吸収力アップ！

動物性食品由来の「ヘム鉄」、植物性食品由来の「非ヘム鉄」

食べ物から摂取する「鉄分」は、大きく2つに分けられます。ひとつは「ヘム鉄」、もうひとつが「非ヘム鉄」です。体内に入ってからの働きは同じですが、入ってくるときの形の違いによって分けられています。

「ヘム鉄」は、牛や豚、まぐろなど、主に動物性の赤身肉、特にレバーに多く含まれています。タンパク質と結びついた形で存在し、体内に取り入れたときの吸収率は10～30％と高めなのが特徴です。その他、いわし、かつおなどにも多く含まれています。ただし、コレステロールも高いため、摂りすぎは注意しましょう。

一方、「非ヘム鉄」は、野菜や牛乳、

ヘム鉄と非ヘム鉄を多く含む食品

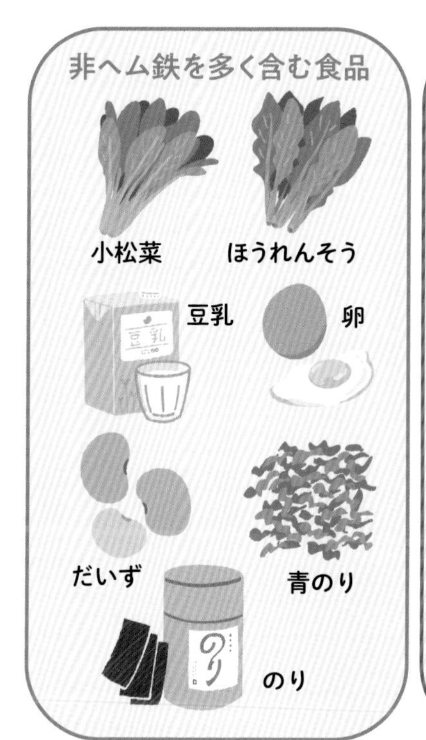

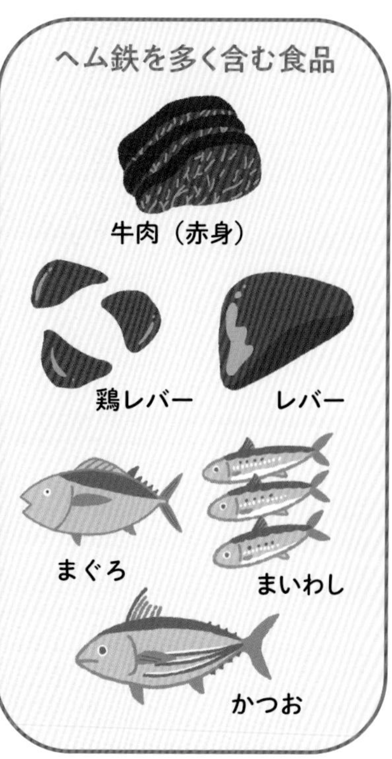

卵、だいず、海藻など、植物性のものに多く含まれ、タンパク質とは結合していない形で存在しています。体内に取り入れたときの吸収率は約1~8%と、ヘム鉄に比べて低いのが特徴です。ただし、ビタミンCを一緒に摂取すると吸収率を高めることができます。

貧血の症状が現れているようならヘム鉄が多く含まれる赤身肉やレバー、魚貝類を摂るとよいでしょう。

しかし、日本人は欧米人に比べると、肉の摂取量が少なく、主に非ヘム鉄の形で鉄分を摂っています。貧血と診断されたときは肉を意識的に多めに摂取するようにしましょう。

重度の貧血の場合は、医師の指導のもと、鉄剤を処方してもらうことも必要になります。

赤血球を作るのに欠かせない材料
鉄のもっとも重要な役割とは

ヘモグロビンの構造

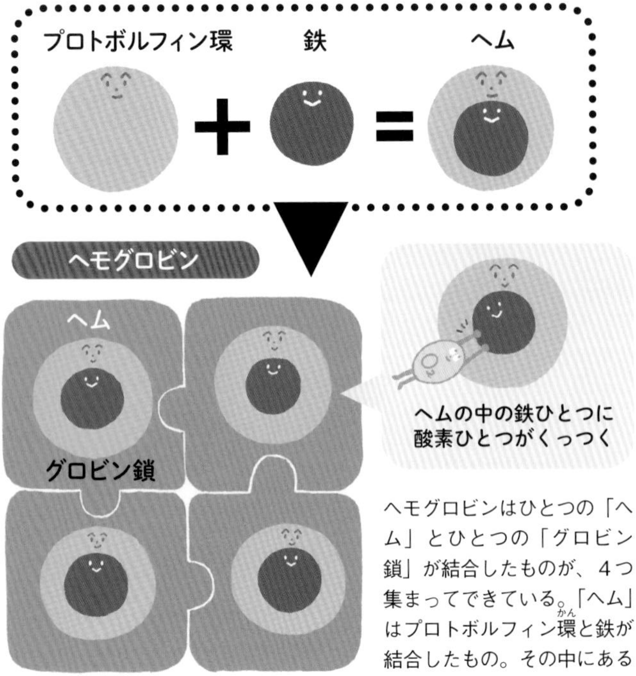

プロトポルフィリン環 + 鉄 = ヘム

ヘモグロビン

ヘム

グロビン鎖

ヘムの中の鉄ひとつに
酸素ひとつがくっつく

ヘモグロビンはひとつの「ヘム」とひとつの「グロビン鎖」が結合したものが、4つ集まってできている。「ヘム」はプロトポルフィリン環(かん)と鉄が結合したもの。その中にある鉄に酸素がくっついて、酸素が運ばれる。

酸素を全身に届けるトラック——「ヘモグロビン」の材料になる

14ページで鉄の4つの役割についてお話ししましたが、その中でもっとも重要なのが、赤血球中のヘモグロビンの構成成分として、全身に酸素を運ぶ役割です。

上の図にあるように、ヘモグロビンはひとつのヘムとひとつのグロビン鎖(さ)の集まりが4つ結合して構成されます。

そしてヘムの中心にある鉄に酸素が結合します。つまり、ひとつのヘモグロビンで4つの酸素を運ぶことができるのです。

一方、鉄分が不足すると、赤血球もヘモグロビンの量も少なくなってしまい、全身に運ぶ酸素の量が減少してしまいます。この状態を「鉄欠乏性貧血（24ページ参照）」といいます。

何度でもリサイクルされる
体内での鉄の動き

鉄の再利用サイクル

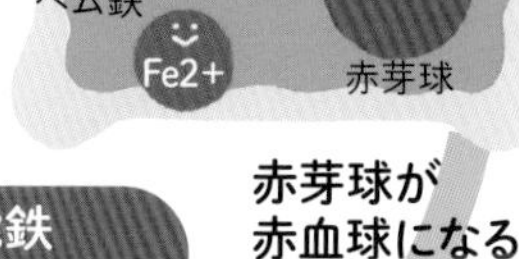

鉄は体内で再利用されている

体内に取り込まれた鉄は骨髄に運ばれ、そこでヘモグロビンを構成します。それによって機能鉄（ヘモグロビン鉄）となり、赤血球と共に全身に酸素を送る役割を担うことになります。

赤血球が約120日間の寿命を迎えると、鉄は老朽化した赤血球から取り出され、骨髄でのヘモグロビンの合成に再利用されます。ヘモグロビンの合成には、1日に20mgの鉄が使われますが、その大部分はリサイクルされた鉄なのです。

また、脾臓で取り出された鉄で余った分は肝臓などでタンパク質と結合し貯蔵鉄（フェリチン鉄）として、鉄が不足した場合に備えることになります。

隠れ貧血のカギは貯蔵鉄

貯蔵鉄(フェリチン鉄)ってどんなもの？

フェリチンとは

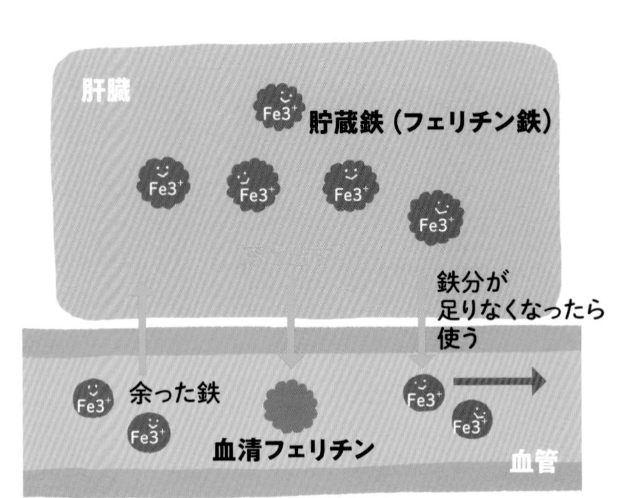

フェリチンは、タンパク質と鉄が結合した水溶性のタンパク質。余った鉄はフェリチンに貯蔵され、必要に応じて血中に放出される。フェリチンが血中に溶け出した「血清フェリチン」の数値によって、貯蔵鉄の量がわかるので、鉄欠乏性貧血の指標となる。

余った鉄を貯めておく入れ物がフェリチン

体内での鉄分の4つの役割について前述しました（14ページ参照）。

そこで出てきたのが、「貯蔵鉄（フェリチン鉄）」というワードです。実は、隠れ貧血にかかわっているのが、この貯蔵鉄（フェリチン鉄）なのです。

貯蔵鉄とは、鉄分が不足した際に使うために、肝臓などに蓄えられた鉄分のことです。

この貯蔵鉄を蓄えておく入れ物が、「フェリチン」というタンパク質です。

フェリチンは一定の割合で血液に溶け出して「血清フェリチン」となるのですが、血清フェリチンの量は、貯蔵鉄量を反映していることから、鉄欠乏性貧血の

フェリチンの基準値

	ヘモグロビン (g ／dl)	総鉄結合能 (TIBC)(μg /dl)	血清フェリチン (ng ／mℓ)
鉄欠乏性貧血	< 12	≧ 360	< 12
貧血のない 鉄欠乏(隠れ貧血)	≧ 12	≧ 360 or < 360	< 12
正常	≧ 12	< 360	≧ 12

※『病気がみえる Vol.5　血液』(メディックメディア)参照

貧血の診断にはヘモグロビンを、鉄欠乏性貧血の判定にはTIBCと血清フェリチンの値を用いる。TIBCとは、鉄が結合し得るトランスフェリン(鉄を運ぶタンパク質)の総量のこと。TIBCと血清フェリチンの検査はいずれも保険適用外で、検査ができない医療機関もあるので注意が必要。

判定に用いられています。

鉄分が不足したら真っ先に使われるのが貯蔵鉄

Ｐａｒｔ２で詳しく解説しますが、さまざまな理由で体内の鉄分が足りなくなったとき、真っ先に使われるのが貯蔵鉄です。

ただ、貯蔵鉄が使われ出した時点で、貧血の自覚症状はありません。それでも、検査をするとフェリチン値は低下し、貯蔵鉄が減少していることを示しています。

この状態を「隠れ貧血」と呼びます。

自覚症状がないため、そのまま鉄分が足りない生活を続けていると、本格的に鉄欠乏性貧血に進行してしまうことに。

そうならないよう、日ごろから鉄分を補う生活を心がけることが大切なのです。

年齢や性別、ライフステージによっても違う

1日に摂るべき鉄分はどれくらい？

こんな人は鉄分をたくさん摂ろう！
妊婦・授乳婦
月経がはじまったばかりの女子
成長期の子ども

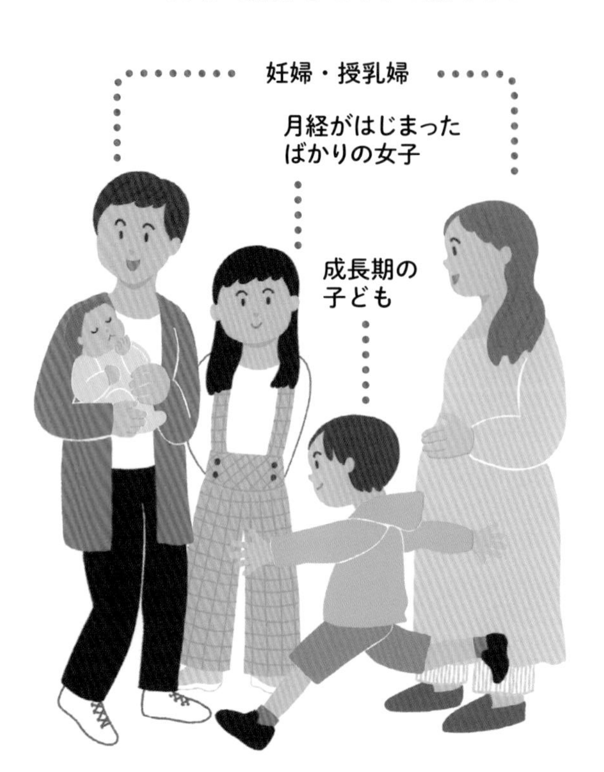

成長期の子ども、月経がはじまったばかりの女性は意識的に鉄を摂ろう

鉄分は主に食べ物から摂取します。では、1日にどれくらいの分量を摂取したらよいのでしょうか。厚生労働省が公表している「日本人の食事摂取基準（2020年版）」による摂取量を見てみましょう（表1）。

年齢、性別、月経の有無、さらに、妊娠中か授乳中かなどの違いによって、その数値は異なりますが、おおまかな傾向としては、次のようになるでしょう。

まず、年齢ですが、小学校高学年から中学生ぐらいの成長期の子どもはより多くの鉄分を必要とします。特に女性の場合、この時期は月経がはじまる時期とも重なっているため、男性よりも多くの鉄

表1：鉄の食事摂取基準量（mg／日）

性別 年齢（歳）	男性		女性		
	推奨量	上限量	推奨量		上限量
			月経なし	月経あり	
8〜9	7	35	7.5	ー	35
10〜11	8	35	8.5	12	35
12〜14	10	40	8.5	12	40
15〜17	10	50	7	10.5	40
18〜29	7.5	50	6.5	10.5	40
30〜49	7.5	50	6.5	10.5	40
50〜64	7.5	50	6.5	11	40
65〜74	7.5	50	6	ー	40
75歳以上	7	50	6	ー	40
妊婦（付加量）			ー	ー	ー
初期			2.5	ー	ー
中期・後期			9.5	ー	ー
授乳婦（付加量）			2.5	ー	ー

出典：2020年版「日本人の食事摂取基準」（厚生労働省）

分を摂取する必要があります。積極的に摂るように意識することが大切です。

15歳以上の場合も、女性は月経で鉄分が失われやすいため、男性よりも多く摂取する必要があります。推奨される摂取量は1日約10・5㎎ですから、1日3食の人は1回の食事で5㎎を摂取することを目標にするとよいでしょう。ただし、1日に10・5㎎を食事から摂ったとしても吸収されるのは1㎎程度ですから、月経のときは多めに摂るように心がけましょう。

妊婦の場合、お腹の赤ちゃんに鉄を送るため、さらに多くの鉄分を必要とします。また、赤ちゃんが大きくなるにつれて必要量が多くなります。妊娠中期から後期の人は妊娠していない人と比べて、ほぼ倍の鉄分を摂取する必要があります。

COLUMN

知らず知らずにやっていませんか？

鉄分不足が疑われる行動

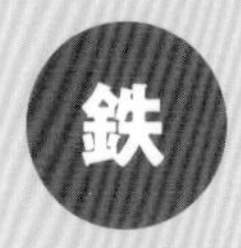

鉄分が不足している人に現れるサインに「異食症」があります。特に、氷をガリガリと食べたくなることから「氷食症」ともいわれることも。単なる好みかと思っていたら、実は鉄分不足だったということもあります。子どもの場合は、ラムネ菓子やガムなどをやたらと食べたがることなどがあるようです。なぜ、こういったものを食べたくなるのか、詳しい原因は解明されていないのですが、鉄分不足を疑うひとつのサインになります。

他にも、
こんな食べ物を
極端に食べたがる
焼きのり
ガム

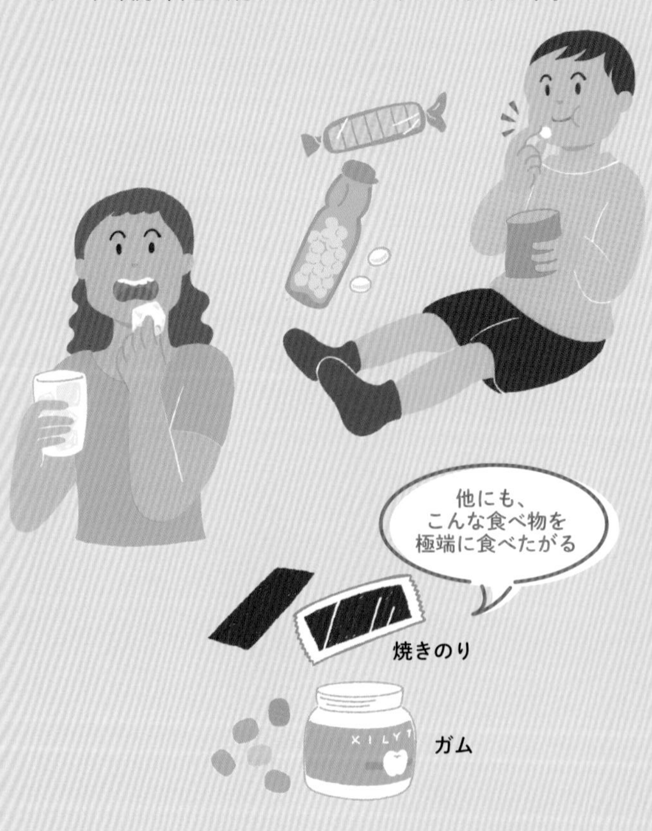

PART 2 鉄分不足がその不調の原因

鉄分不足が招く不調は、体だけでなく心にも起こります。
症状もさまざまで、不調の原因が鉄分の不足だと
気づかないケースも多いのです。
また、「貧血」の約 70 ～ 80%が「鉄欠乏性貧血」という
鉄分不足が原因で起こる貧血で、それ以前の「隠れ貧血」も含め、
女性にとても多いです。もしなんらかの不調があるようでしたら、
鉄分不足ではないか疑ってみることも大事です。

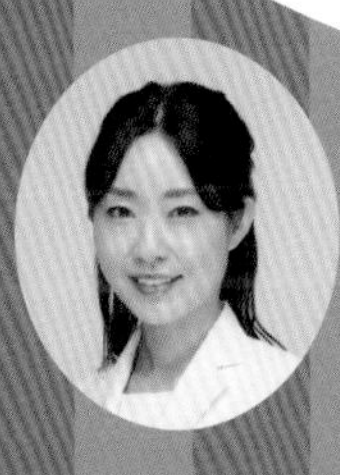

こんなサインが出たら要注意！

鉄分不足が引き起こす不調

貧血を起こしている血液は

正常

赤血球　ヘモグロビン　酸素

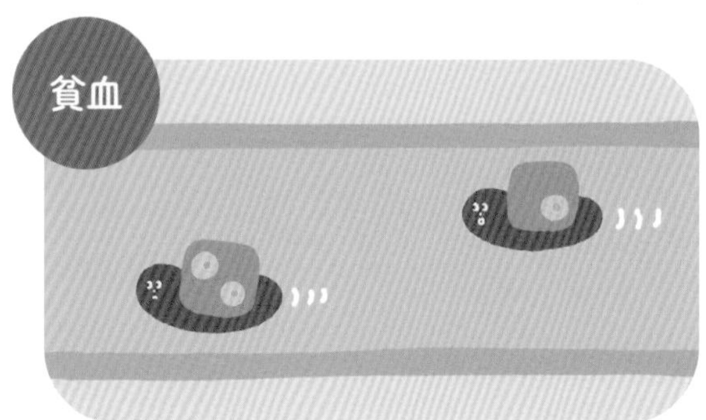

鉄分が不足し、赤血球の数が減少すると、赤血球によって運ばれる酸素の量が減少。

鉄分不足↓酸素不足から現れる体からのサイン

鉄分が不足してくると、体はいろいろなサインを出します。

よく見られるのが、**疲れやすい**、**だるさが抜けない**、**力が入らない**などの症状。これらは、酸素を全身の細胞に届ける役割を果たしている鉄が足りず、酸素が細胞組織に十分に行き届いていないときに出やすい症状です。

また、**頭痛**や**めまい**といった症状も出ることがあります。

細胞組織に酸素が不足すると、体は一生懸命、それを補おうとします。足りない酸素を少しでも多く取り込もうとして呼吸数が増えるために**息切れ**が起きることも。

貧血の症状

鉄分不足が原因の貧血で現れる症状

舌炎

下の表面の凸凹がなくなって
テロンとなる
ヒリヒリと痛む

嚥下障害

食道粘膜が萎縮し、
食べ物の飲み込みに
障害が出る

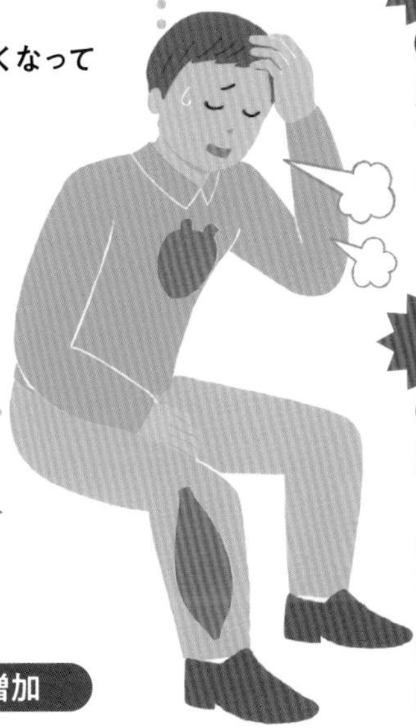

赤血球の減少

抹消血管収縮

顔色が悪い
下まぶたの裏が
白い

組織の酸素欠乏

脳

頭痛
めまい
失神発作
耳鳴り

心筋

狭心症

骨格筋

疲労感
倦怠感・脱力感

酸素欠乏の代償

呼吸数増加

息切れ

心拍出量・心拍数増加

動悸・頻脈
心拡大
→放置すると最終的に
高拍出性心不全を発症することも

さらに**心臓**に酸素が行き届かなくなることです。心拍数が増え、**動悸**や深刻になると**心不全**につながることもあります。

その他、血液の赤さの元であるヘモグロビンが不足するため、本来は赤いはずのまぶたの裏の粘膜が白っぽくなります。

以上は**貧血**全般に見られる症状ですが、鉄分不足が原因の貧血（鉄欠乏性貧血）の際に見られる症状もあります。

ひとつは舌の表面の凸凹がなくなってしまう**舌炎**です。ヒリヒリとした痛みを感じることもあります。

さらに鉄分不足が進行すると、食道にヒダが形成され、飲み込みに支障が出る**嚥下障害**が起きることもあります。

貧血といっても、さまざまな症状が現れます。原因が貧血と気づかない場合も多いようです。

貧血の70〜80%が該当

鉄欠乏性貧血とは

鉄欠乏性貧血の原因

供給不足

①吸収障害
胃切除、無胃酸症などにより
鉄を吸収できない

②摂取不足
ダイエットや偏食により
鉄の摂取量が少ない

需要が増える

①妊娠・授乳
胎児や乳児への
鉄分供給のため、
需要が増す

②小児・思春期の成長
骨格筋の発達に伴い
鉄需要が増す

出血

①出血
月経や婦人科系疾患、胃潰瘍や痔、
消化器がんなどによる出血により
鉄を失う

②医療行為に伴う出血
血液透析や採血などによる血液の減少

③血管内溶血
さまざまな要因で赤血球が寿命を
迎える前に破壊されてしまう

鉄欠乏性貧血の原因は主に供給不足、需要の増加、出血の３つ。注意をしたいのが、無理なダイエットや偏食による鉄分の摂取不足やハードなスポーツによって発症するケース。

自覚症状がない状態でも起こる鉄分不足による貧血

「貧血」とは血液中のヘモグロビン濃度が基準値以下になった状態をいいます。原因はさまざまですが、赤血球の生成量が消失量を下回ることで生じます。

実は、貧血の70〜80%を占めているのが鉄分不足によって起こる「鉄欠乏性貧血」です。

発症しやすいのは、前にもお話しした鉄分が不足しがちな成長期の子どもや月経のある女性、妊婦・授乳婦、ケガや手術などによる出血がある人や出血を伴う疾患（しっかん）を抱（かか）えている人です。

圧倒的に女性に多く、日本では鉄欠乏性貧血の患者さんの約10%が女性で、男性は２%以下とされています。

鉄欠乏性貧血の進行

鉄分が不足すると、①から④の順に消費されていく

①貯蔵鉄（フェリチン鉄） ……………… ❶隠れ貧血初期

真っ先に消費されるのが貯蔵鉄。貯蔵鉄の減少によって血清フェリチン値は低下。

自覚症状／なし

②血清鉄 ……………… ❷隠れ貧血

貯蔵鉄のストックがなくなると血清鉄が消費される。運ぶ鉄は少ないのに鉄を運ぶタンパク質の量は増加。

自覚症状／なし

③機能鉄（ヘモグロビン鉄） ……………… ❸鉄欠乏性貧血

骨髄に鉄が届かなくなることで機能鉄の生成量が減少。ヘモグロビン含有量の少ない小さな赤血球しかできなくなり、酸素不足に。

自覚症状／めまいや倦怠感など

④組織鉄 ……………… ❹重度の鉄欠乏性貧血

筋肉などに蓄えられていた組織鉄も減少し、酸素が足りず細胞の代謝がうまく行なわれない状態に。

自覚症状／スプーン状爪（P35 参照）が現れる

鉄分の不足が原因で起こる鉄欠乏性貧血ですが、その前段階として、自覚症状がない「隠れ貧血」に陥ります（23ページ参照）。

鉄分が不足すると、まず貯蔵鉄から使われ、次に血清鉄、機能鉄、組織鉄の順に消費されていきます。

貯蔵鉄、血清鉄の消費段階では自覚症状はなく、「隠れ貧血」として静かに進行していきます。しかし、機能鉄を消費するころから、徐々にめまいなどの症状が現れ、鉄欠乏性貧血と診断されるように。そして組織鉄を消費するころには明らかな症状が現れ、重度の鉄欠乏性貧血と診断されることになるのです。

鉄欠乏性貧血の治療は、消化管内の出血の確認を含めた出血源を見極め、主に鉄剤の投与によって行なわれます。

体だけでなくメンタルにも影響のある鉄分

鉄とメンタルの関係

ドーパミン、ノルアドレナリン、セロトニンの関係

セロトニン

「抑制」と「興奮」のバランスを取っている。不足すると感情にブレーキがきかなくなり、平常心を保てなくなる。

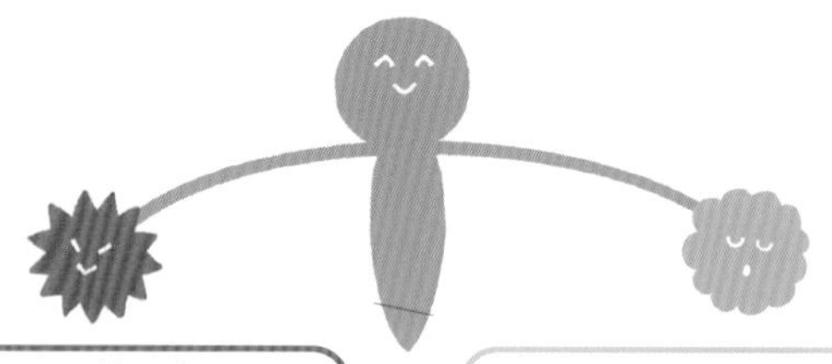

ノルアドレナリン

危険を察知して回避する、不安、恐怖など、身を守るための集中力を発揮する。ただし、感情の抑制が効きにくい。

ドーパミン

幸福感、快い気持ち、やる気につながる。ただし、出過ぎると疲れやすくなったり、依存症にもつながる。

三大脳内神経伝達物質「ドーパミン」、「ノルアドレナリン」、「セロトニン」の生成にも鉄が必要なため、鉄が不足してくると、精神的に落ち込んだり、攻撃的になったりという症状が出ることが。

「幸せホルモン」セロトニンの生成にも鉄は不可欠

鉄分の不足は、体だけでなく、メンタル面にも影響を与えます。

ヒトの脳の中には、喜びを感じたときに出るドーパミン、やる気を高めるときに出るノルアドレナリン、さらに興奮と抑制のバランスを取って精神を安定させるセロトニンなどの脳内神経伝達物質があります。特にセロトニンは「幸せホルモン」とも呼ばれ、ほどよく落ち着いた精神状態を保つ役割を果たしています。

これらの脳内神経伝達物質の生成には鉄分が必要で、不足すると、精神的なバランスが崩れやすくなってしまいます。深刻になると、うつやパニック障害などの精神症状を引き起こす場合もあります。

鉄分不足は仕事や勉強にも影響を

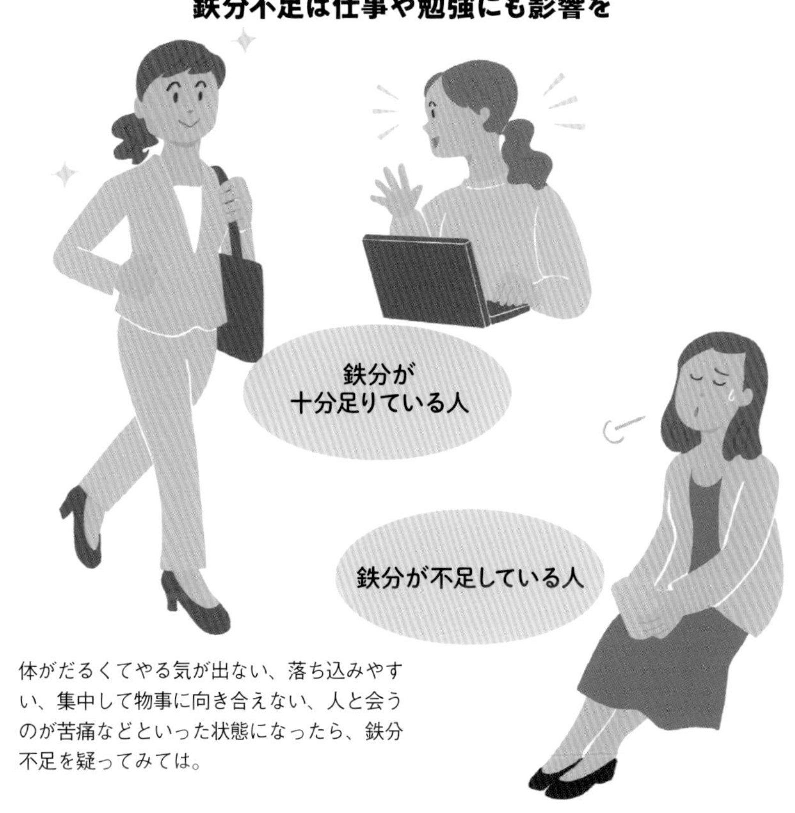

体がだるくてやる気が出ない、落ち込みやすい、集中して物事に向き合えない、人と会うのが苦痛などといった状態になったら、鉄分不足を疑ってみては。

仕事や勉強のパフォーマンスにも鉄分不足は影響

鉄分不足がメンタルにも影響を与えるということは、仕事や勉強のパフォーマンスにも多大な影響を与えるということになります。

細胞に酸素が行き渡らない状態ですから、身体的にきつくなるのはもちろんですが、精神的にもここいちばんの集中力や持久力が低下してしまいます。

さらに、脳内神経伝達物質の生成がうまくいかなくなることで、リカバリー力も低下し、ささいなミスや衝突によって、簡単に精神的なバランスを崩しかねないのです。鉄分不足が原因とは思わず、無理をして頑張り続けると、より深刻な精神状態になる場合もあります。

「脳内神経伝達物質」の生成にも鉄分は大事!

鉄とうつの関係

うつ病を発症する要因

出血による赤血球の減少
(鉄分の不足)や
女性ホルモンのバランスの崩れ
……………………女性特有

- 妊娠・出産・月経・閉経(更年期)
など

- 仕事の疲労
- 職場異動
- 精神的打撃
- 経済問題
- 近親者の病気・死
- 家庭内葛藤
- 身体疾患

など

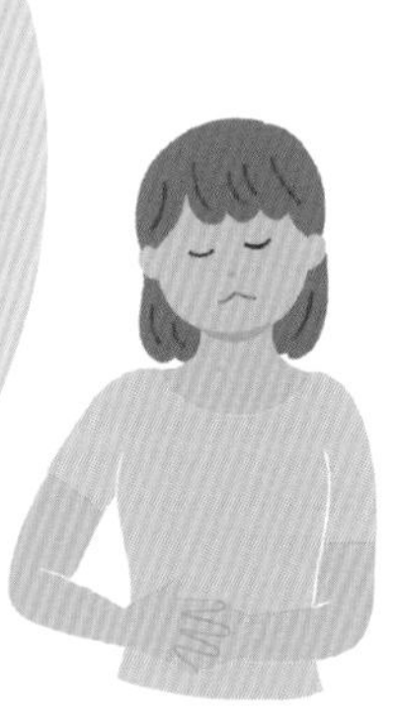

鉄分不足が引き起こす精神面へのダメージ

鉄分不足はメンタル面に影響を与えることはお話ししましたが、進行してさらに深刻な状態になる恐れがあります。それが「うつ」です。

うつはさまざまな要因で発症します。うつが発症するメカニズムはまだ十分に解明されていませんが、脳内神経伝達物質とかかわりがあることはわかっています。脳内神経伝達物質の働きが悪くなると同時に、ストレスや環境の変化、身体的苦痛などの要因が重なることで発症するのです。

ドーパミンやセロトニン、ノルアドレナリンといった脳内神経伝達物質の生成に鉄分が重要なかかわりをもっていると前述

うつと鉄分不足の関係

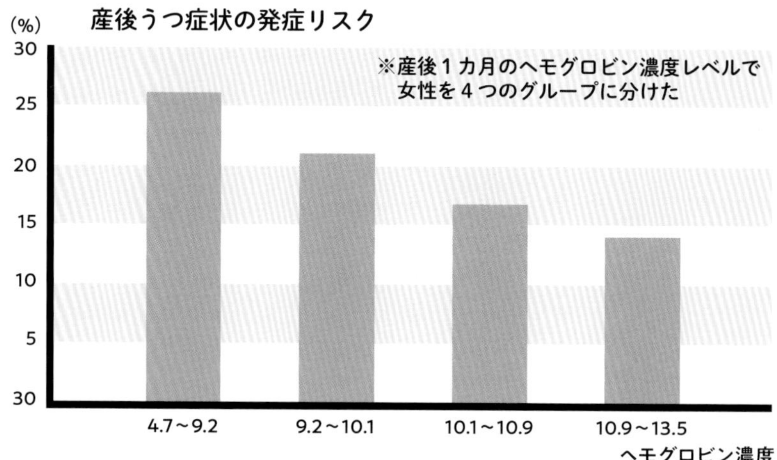

国立成育医療研究センターの調査では、産後に貧血だった女性は、貧血ではなかった女性と比べて、産後うつを発症するリスクが 1.63 倍高かった。産後 1 カ月のヘモグロビン濃度が低下するにしたがって、うつ症状が出るリスクが上昇している。

しましたが、近年では、鉄分不足による貧血とうつにも関係があることがわかってきました。出産後の女性で、貧血がある人ほど産後うつを発症しやすいといった報告もあります（上グラフ参照）。

もともと女性は月経によって大量の鉄分が失われ、貯蔵鉄が不足した「隠れ貧血」の人が多いことがわかっています。気がつかないうちに、鉄不足が原因のうつ状態に陥ってしまう恐れがあるのです。

一方で、うつやパニック障害と診断された人が実は貯蔵鉄不足だったという事例も報告されています。この場合は、一般的な貧血の検査で調べるヘモグロビン値だけでは気がつかないため、専門機関によって血清フェリチン値を調べる必要があります。

鉄と美容の関係

鉄分は肌や髪、爪を美しく保つのにも必要

コラーゲンの生成には鉄が不可欠

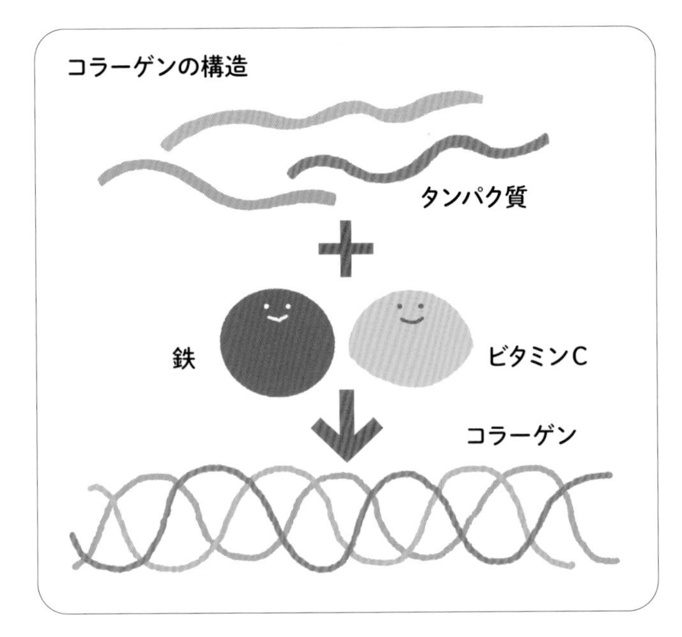

コラーゲンはタンパク質がらせん状に集まり形成されている。タンパク質からコラーゲンを生成するためには、ビタミンCと鉄が必要不可欠。

肌に潤いをもたらすコラーゲンの生成にも鉄は不可欠！

鉄分は、肌や髪の毛、爪などのコンディションにも影響を与えます。なぜなら、皮膚や爪、髪は細胞の増殖が盛んで、その分、鉄分を必要とするからです。

肌の潤い（うるお）を保つためにコラーゲンが必要だということは聞いたことがある人も多いでしょう。コラーゲンはタンパク質で、肌の他、髪や筋肉、骨など、体を作るために不可欠な物質です。

このコラーゲンの生成には十分な酸素とビタミンC、そして鉄分が必要です。鉄分が少なくなるとコラーゲンの生成が減り、肌が乾燥し、シワが増え、新陳代謝（しんちんたいしゃ）も落ち、シミもできやすくなります。

さらに、鉄分不足によって髪の毛が細

さじ状爪（スプーン状爪）は鉄分不足のしるし

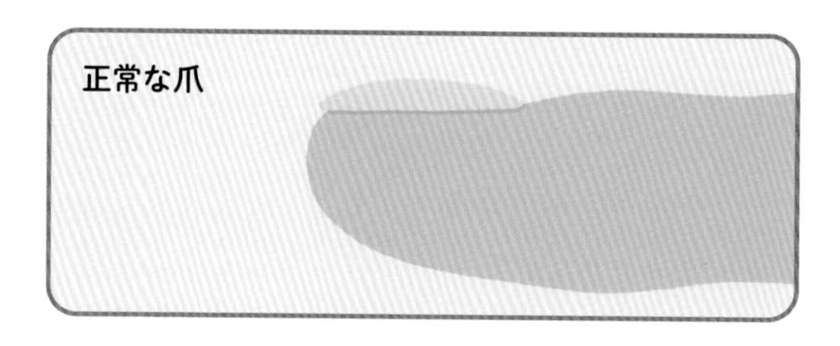

さじ状爪
（スプーン状爪）

「さじ状爪」は「スプーン状爪」ともいわれる。爪は細胞の増殖が盛んなため、鉄分も多く必要する。しかし、鉄分が足りなくなると爪はもろくなり、真ん中がへこんできてしまい、さじのようになってしまう。これは、鉄欠乏がかなり進行したときに現れるサイン。

くなったり抜け毛が増えたりします。

髪の毛は、毛根にある毛乳頭で酸素と毛細血管から栄養素を取り込んで作られますが、鉄分が減り酸素が毛乳頭まで行き届かなくなることで健康な髪が作られにくくなってしまうのです。

爪に出る鉄分不足のサイン

重度の鉄分不足に陥るとサインは爪にも現れます。「さじ状爪（スプーン状爪）」というもので、重度の鉄欠乏性貧血を発症した場合に見られる代表的なサインです。

このサインが出るまでに、めまいや倦怠感といった貧血症状が出ていたはずですが、そのような症状が鉄分不足とは思わず症状が悪化するケースが多いのです。

鉄欠乏が回復すると爪は元に戻ります。

COLUMN

子どもにとっても鉄分は大切！

子どもの成長と鉄分の関係

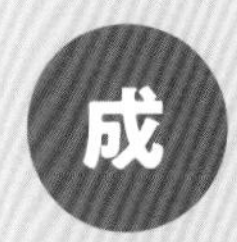

成長期の子どもは骨や筋肉の発達が著しいため、骨や筋肉の発達に必要な鉄分も不足がちに。鉄分が不足すると酸素が十分に全身に行き渡らなくなり、勉強に集中できなくなったりすることがあります。また、成長期に無理なダイエットをすることも鉄分不足に拍車をかけます。さらに、運動系の部活動で毎日汗を流し、身体を鍛えている子どもも鉄分不足による貧血を起こしやすいとの報告があります。毎日の食事で鉄分補給を心がけましょう。

運動部で毎日汗だく

体を激しく動かすスポーツの選手に見られるのが「スポーツ貧血」。大量の発汗と筋肉増量などによって鉄分が失われてしまうのが原因。毎日部活動で汗だくになって帰ってくるようなら、鉄分補給を心がけて。

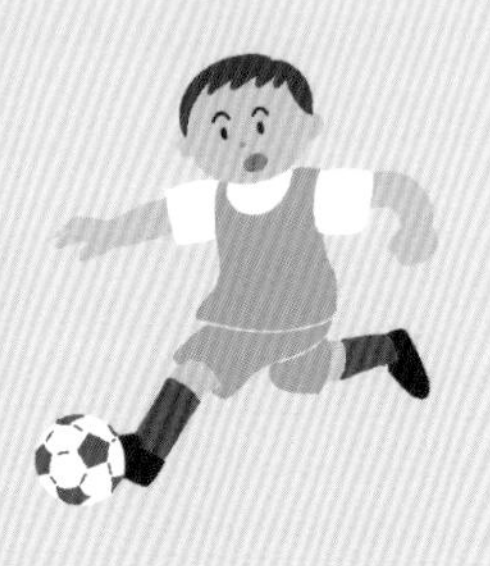

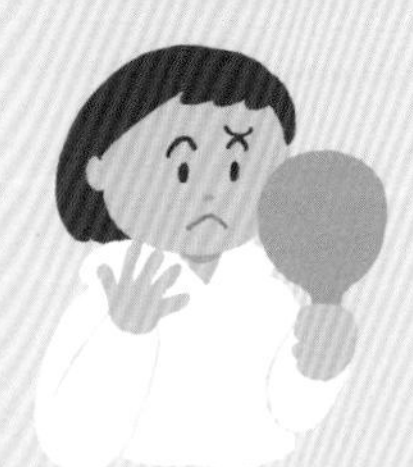

ダイエットに夢中

体型維持のためにダイエットを続けていると食事の量が減ることで鉄分も不足することに。特に成長期で、月経がはじまっている十代の女性は注意が必要。美容と健康のためにも上手に鉄分補給を。

集中力が持続しない

鉄分が不足すると脳への酸素補給も減少するため、集中力が持続しない、イライラしがちといった様子が見られることも。集中力のなさを責める前に、鉄分不足を疑ってみることも大事。

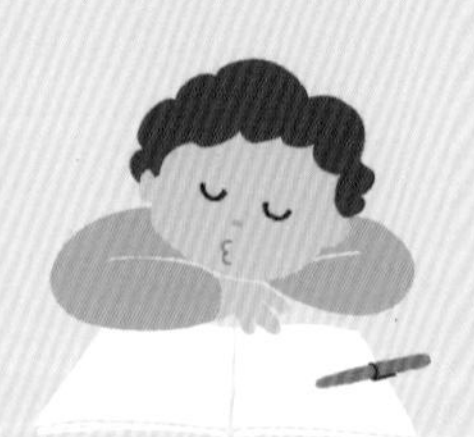

PART 3 心と体が元気になる鉄分レシピ

鉄分不足からくる不調を改善するには、
鉄分を毎日コツコツ摂り続けることが肝心。
ここからは、身近にある手に入りやすい食材で
かんたんにつくれてとにかくおいしい、
鉄分も摂れるレシピを紹介します。
ここで紹介するレシピを3～4品組み合わせて食べるだけで、
成人女性の鉄分の1日必要摂取量 10.5㎎を
摂ることができます。
調理のコツや食材の栄養についての知識も満載です。

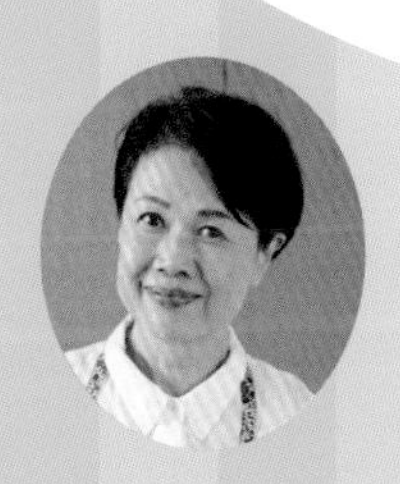

本書のレシピについて

鉄分量とカロリーは、材料に記載のある食材をもとに、文部科学省科学技術・学術審議会資源調査分科会「日本食品標準成分表 2020(八訂)」に準拠して算出しています。

1人分
鉄分
2.8mg
370kcal

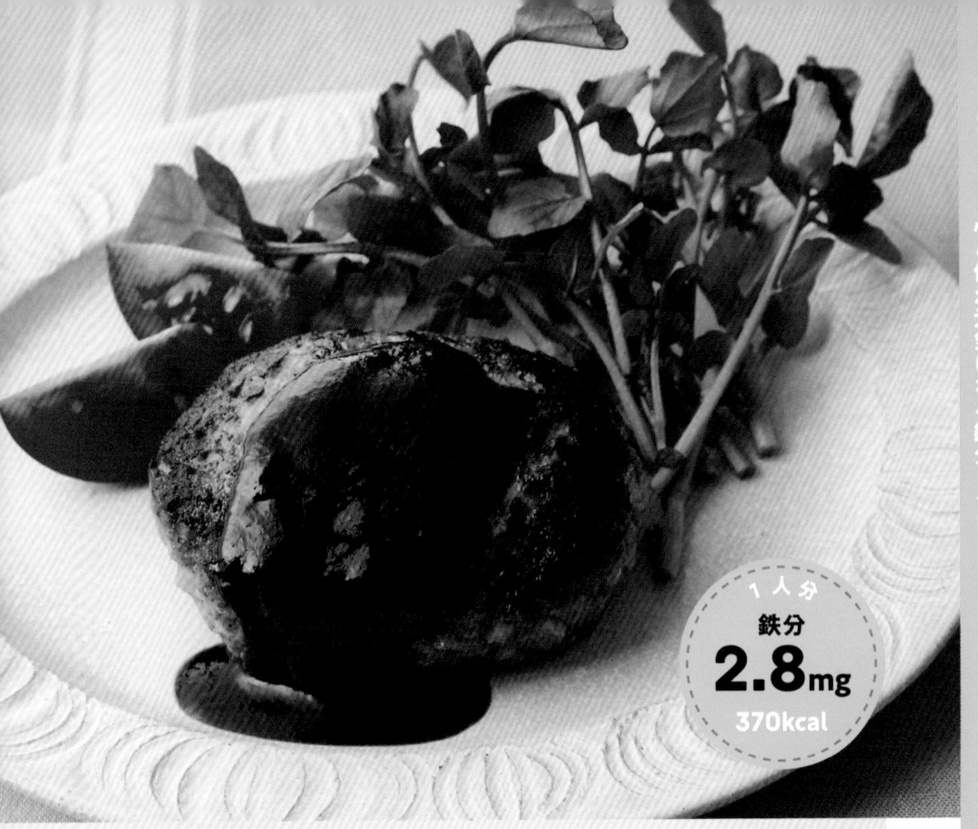

蒸し大豆

合びき肉200gに対し、市販の蒸し大豆100g程度を加えて軽く混ぜる。

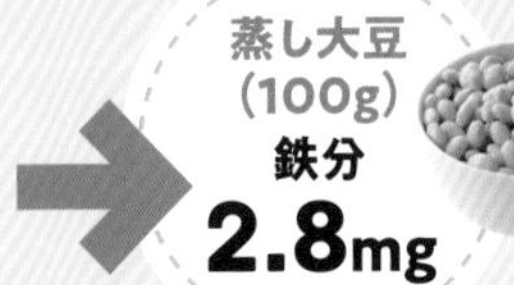

パセリ

細かくきざみ、合びき肉200gに対し20g程度を加えて軽く混ぜる。

パセリ
(20g)
鉄分
1.5mg

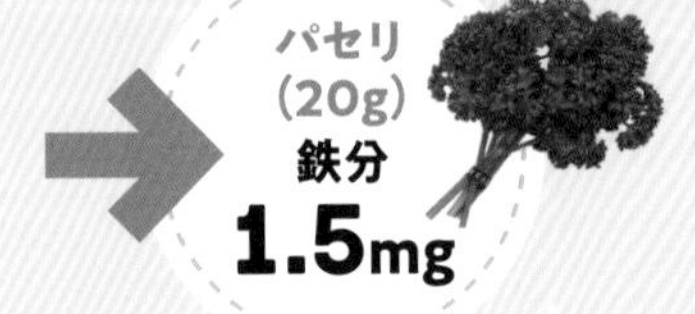

イチオシ鉄分食材！

たくさん食べたい！ 美容効果抜群のパセリ

パセリは鉄分を筆頭に、ビタミンやミネラルが豊富。貧血予防やストレス緩和の他、抗酸化作用による美肌効果も期待できます。中東ではパセリを主役にしたサラダも！

基本のレシピ ヘム鉄代表食材の赤身肉をしっかり摂る！

ハンバーグ

材料（2人分）

A
- 合いびき肉 …… 200g
- たまねぎ ……½ 個（100g）
- 乾燥パン粉、無調整豆乳（または牛乳）…… 大さじ 3
- 塩 …… ひとつまみ
- こしょう …… 少々

サラダ油 …… 大さじ ½

B
- 酒または赤ワイン …… 大さじ 1 と ½
- ウスターソース …… 大さじ 1 と ½
- ケチャップ …… 大さじ 1 と ½
- バター …… 10g

つくりかた

1 たまねぎはみじん切りにして耐熱容器に入れ、600wの電子レンジで1分加熱して冷ます。

2 ボウルにパン粉、豆乳を入れてしとらせる。

3 **2**のボウルに**A**のその他の材料を入れて粘りが出るまで混ぜ、2等分に分けて小判型に成形する。

4 フライパンに油を入れて中火で熱し、ハンバーグを入れて焼き色がつくまで2分焼き、裏に返してふたをして弱火で8分蒸し焼きにして取り出し、器に盛る。このとき、フライパンの肉汁は捨てない。

5 〈ソースをつくる〉
フライパンに**B**の材料を入れて、中火にかける。ふつふつとしてきたら混ぜながらとろみがつくまで煮詰めて、ハンバーグにかける。

6 お好みでつけ合わせを添える。

基本のレシピにちょい足し！
肉だねに鉄分食材をプラス！

レバー（鶏）
下処理したレバー（90ページ参照）の水気をしっかりふき取り、粗みじんにきざみ、合びき肉200gに対し100g程度を加えて軽く混ぜる。

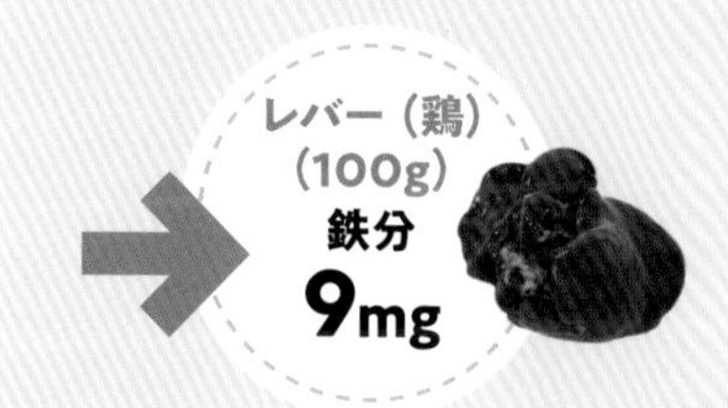

1人分
鉄分
3.2mg
305kcal

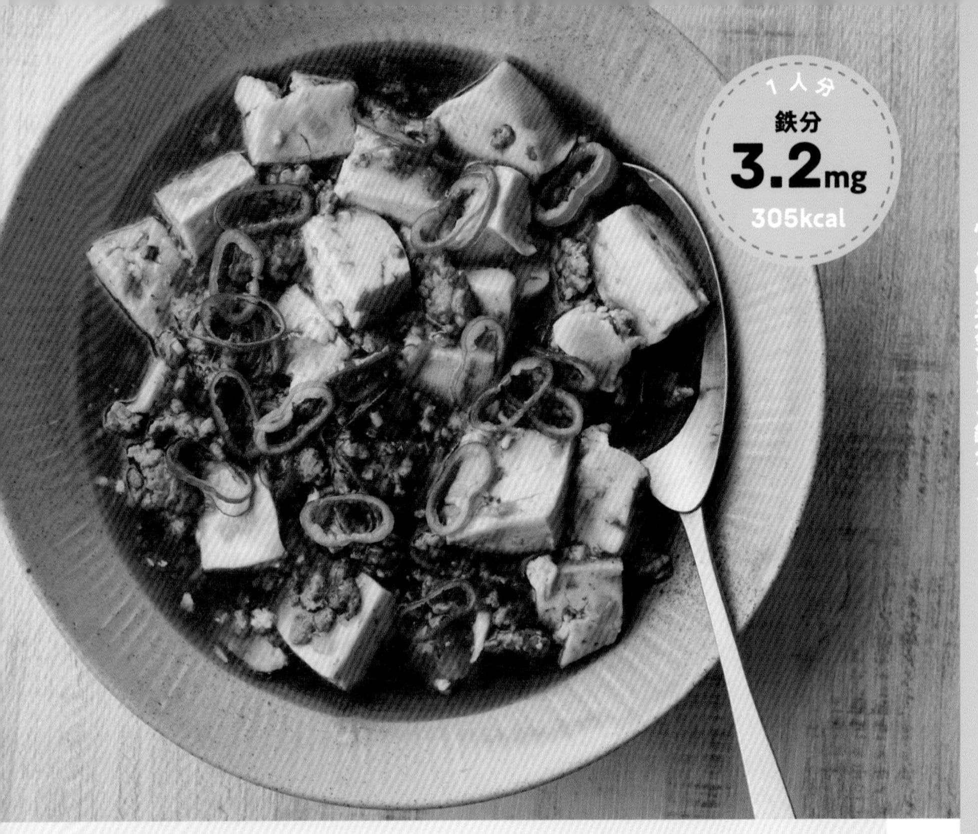

えのきたけ

石づきを切って1cm幅に切り、**つくりかた3**で酒や水を加えたあとにフライパンに加える。

えのきたけ
(100g)
鉄分
2.1mg

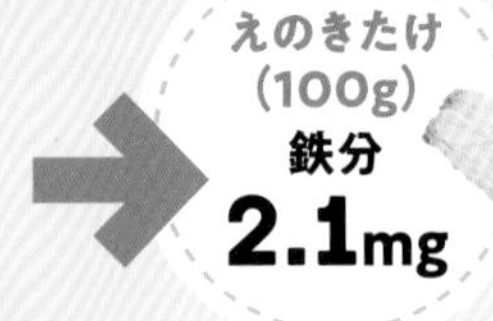

まつの実

麻婆豆腐の上に大さじ１程度をふりかける。

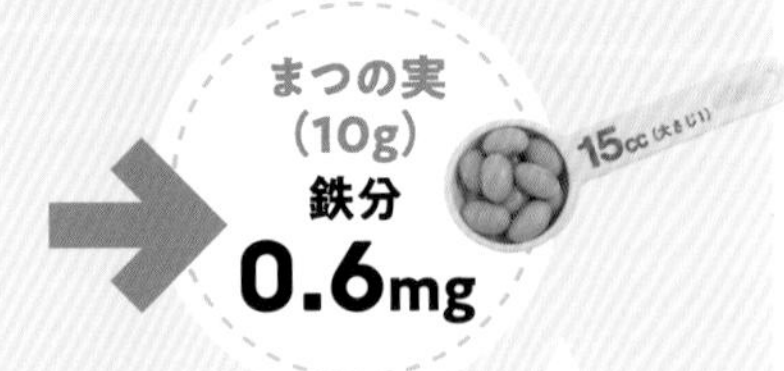

イチオシ鉄分食材!

仙人も食べる!? まつの実のうれしい効果

まつの実は、中国では古くから「仙人の食べ物」と呼ばれていたほど滋養強壮効果の高い食材。鉄分の他にも、不飽和脂肪酸・食物繊維・ビタミンE・亜鉛など非常に多くの栄養素を含んでいます。

基本のレシピ　**うま味たっぷりの具材を足せば手軽に鉄分補給**

麻婆豆腐

材料（2人分）
木綿豆腐 …… 1丁（300g）
豚ひき肉 …… 100g
長ねぎ（上部）…… ½ 本（50g）
しょうが …… 薄切り3～4枚
豆板醤 …… 小さじ ½ ～1
サラダ油 …… 大さじ ½

A
水 …… 200ml
酒 …… 大さじ1
しょうゆ …… 大さじ1と ½
砂糖 …… 小さじ ½

ごま油 …… 小さじ1
〈水溶き片栗粉〉
片栗粉 …… 大さじ1
水 …… 大さじ1

つくりかた

1 ねぎの白い部分としょうがはみじん切りにし、ねぎの青い部分は小口切りにする。豆腐はキッチンペーパーで包んで600wの電子レンジで2分加熱してさいの目に切る。ボウルに水、片栗粉を入れて混ぜ水溶き片栗粉をつくる。

2 フライパンにサラダ油を入れて中火で熱し、ひき肉を入れて肉の色が変わるまで炒め、ねぎの白い部分としょうが、豆板醤を加えて1分ほど炒める。

3 **A**を加えて火を強め、煮立ったらふたをして弱火で5～6分煮る。

4 豆腐を加えて混ぜ、中火で2分煮る。

5 水溶き片栗粉をもう一度混ぜて、回し入れて混ぜながらとろみをつけ、そのまま30秒～1分ふつふつさせ、ごま油を回し入れる。

6 器に盛って、小口切りにしたねぎをちらす。

基本のレシピ
にちょい足し！
麻婆豆腐に
鉄分食材をプラス！

あさりの水煮缶

あさり缶の缶汁を切り、豆腐と同じタイミングでフライパンに加える。

あさりの
水煮缶（50g）
鉄分
15mg

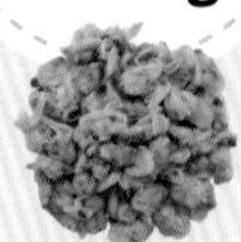

良質なタンパク質と豊富な鉄分、ビタミンCでしっかり吸収！

牛肉とブロッコリーのオイスター炒め

材料（2人分）

牛切り落とし肉 …… 150g
酒、片栗粉 …… 大さじ1
塩 …… 少々
ブロッコリー …… 150g
長ねぎ …… ⅓本（30g）
サラダ油 …… 大さじ½

A
酒 …… 大さじ1
オイスターソース …… 大さじ1
しょうゆ …… 大さじ½
砂糖 …… 小さじ1

つくりかた

1 ブロッコリーは小房に分け、茎は皮をむいて薄切りにする。ねぎはななめ薄切りにする。

2 ボウルに牛肉、酒、塩を入れてもみ、片栗粉を加えてまぶす。

3 フライパンにブロッコリー、分量外の水大さじ3を入れてふたをして強めの中火にかける。ふつふつとしてきたら1分蒸し茹でにしてザルにあげる。

4 キッチンペーパーでフライパンの水気をふき取る。油を入れて中火で熱し、ねぎを入れてしんなりするまで炒め、牛肉を加えて肉の色が変わるまで炒める。

5 ブロッコリーを加えて1分ほど炒め、**A**を加えて炒め合わせる。

イチオシ鉄分食材！

牛肉は“赤身多め”を選ぼう

牛肉は、脂身が少なく赤身が多いものを選ぶのがおすすめ。鉄分量はもちろん、タンパク質やアミノ酸も豊富。部位では、特にヒレ、ランプ、モモは100g中2.5mg以上の鉄分を含んでいます。

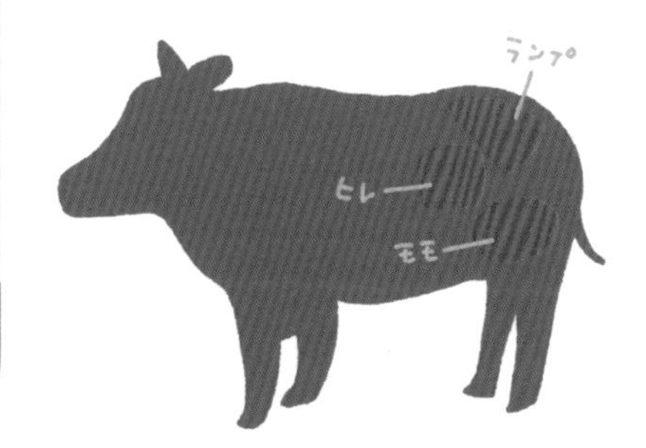

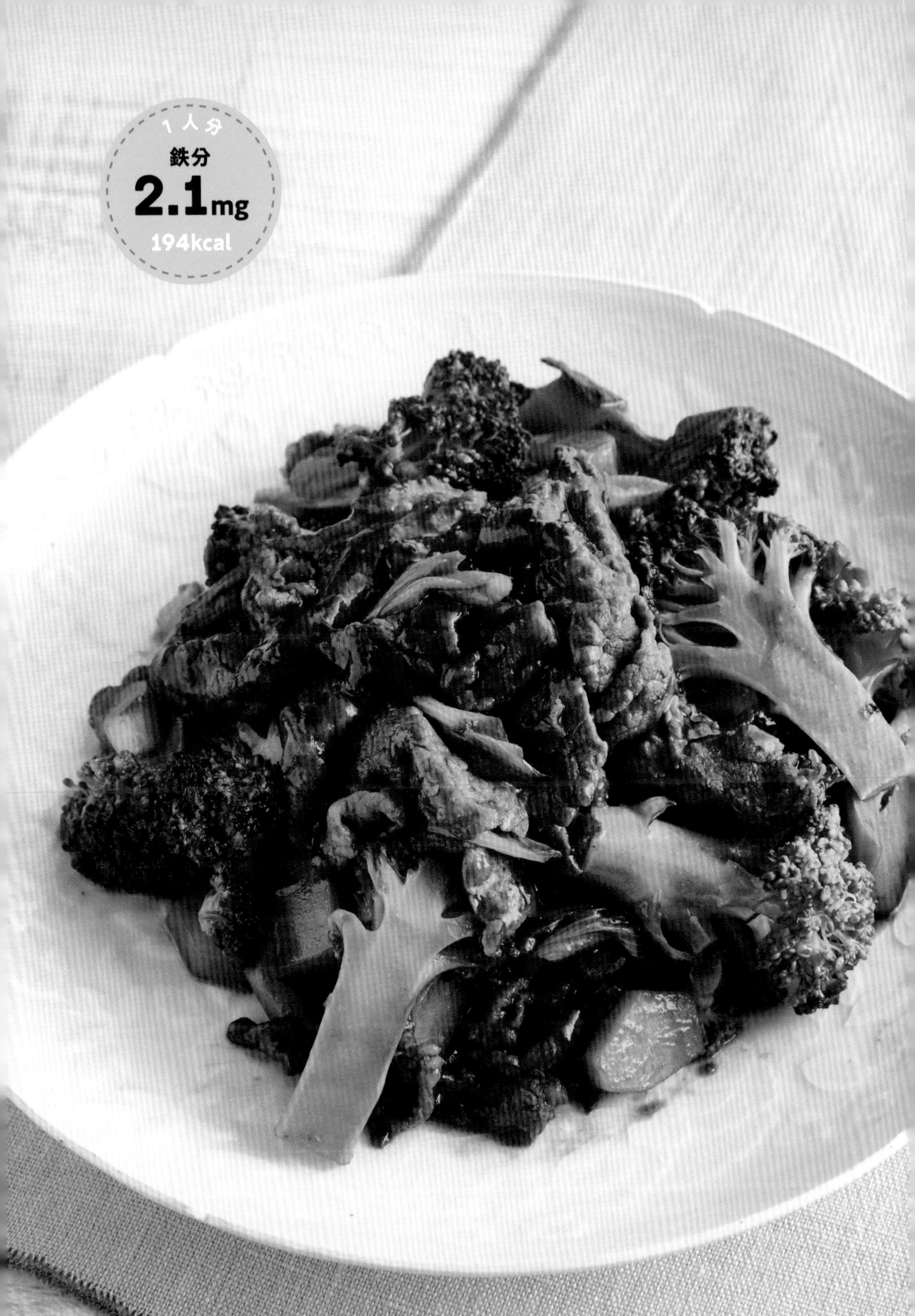
1人分
鉄分
2.1mg
194kcal

タレが決め手！ 水菜でさらに鉄分プラス

棒々鶏

材料（2人分）

皮なし鶏むね肉
　……1枚（250g）
ねぎの青い部分
　……1～2本
しょうがのうすぎり
　……2～3枚
塩……小さじ2
水菜……100g
ねりごま……40g

A
しょうゆ
　……大さじ1と½
砂糖……大さじ1/2
おろししょうが
　……小さじ1
水……大さじ1
長ねぎ……⅓本（30g）

つくりかた

1 鶏肉は洗って水気をふき、2等分に切る。水菜は根元を切り落とし、4cm幅に切る。

2 鍋にたっぷりの水、塩を入れて火にかけ、煮立ったら弱火にして鶏肉、しょうが、ねぎの青い部分を入れふたをする。そのまま3分茹でて火を止めて冷めるまでおく。

3 〈タレをつくる〉
ボウルにねりごま、水を入れてよく混ぜ、**A**を加えて混ぜる。

4 鶏肉は冷めたら手で食べやすい大きさにほぐす。

5 器に盛って**3**のごまダレをかける。

イチオシ鉄分食材！

ごまダレは
マルチに使える優秀調味料

鉄分豊富なごまダレは、うどんやそうめんなどの麺類、しゃぶしゃぶのつけダレにも使えてとても便利。作りおきもできます。

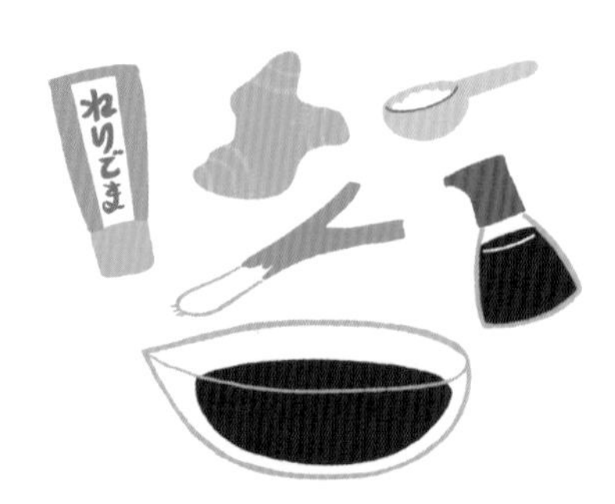

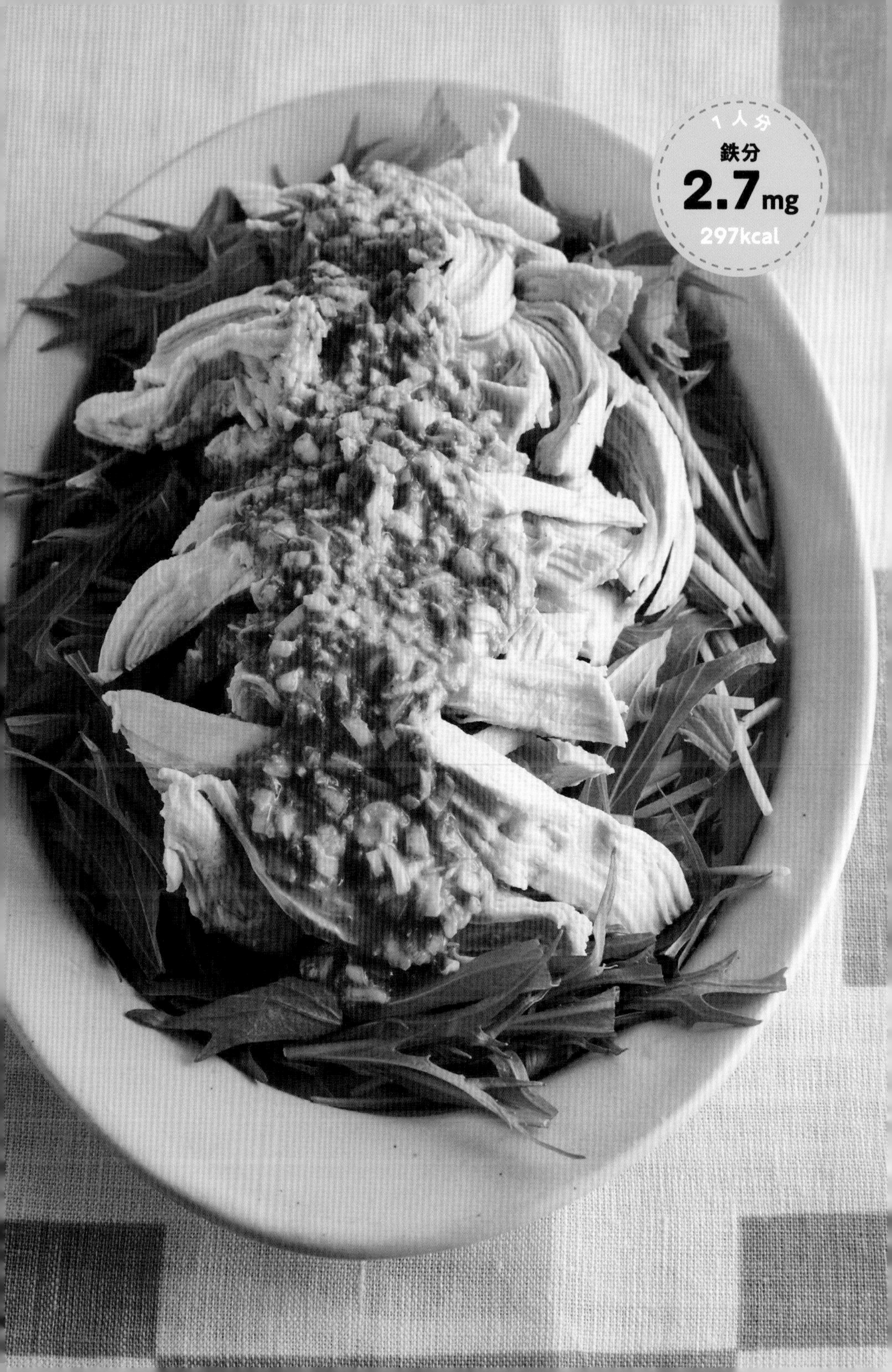
1人分
鉄分
2.7mg
297kcal

鉄分豊富な海の幸とトマトのビタミンCは最強タッグ

ぶりとあさりのアクアパッツァ

材料（2人分）

あさり（砂抜き済み）…… 150g
ぶり …… 2切れ（200g）
たまねぎ …… ¼個（50g）
ミニトマト …… 150g
パセリ …… 10g
オリーブ油 …… 大さじ1

A
水 …… 200ml
塩 …… 小さじ1/4
こしょう …… 少々
オレガノ …… 小さじ½
ローリエ …… 1枚

つくりかた

1 たまねぎは薄切りにする。あさりは洗って水気を切る。ぶりはキッチンペーパーではさんで水気を取り、2等分に切る。パセリは粗みじんに切る。

2 フライパンに油の半量を入れて中火で熱し、ぶりを入れて焼き、両面にこんがりと焼き色をつける。

3 **A**、たまねぎ、トマト、残りの油を加えて煮立ったらふたをして弱火で6〜7分煮る。

4 あさり、パセリを加えて混ぜて中火にし、あさりの口が開いたら味をみる。塩気が足りなければ塩（分量外、あさりの塩気によって調整）を加える。

イチオシ鉄分食材！

あさりの正しい砂抜き法

1 3％濃度の塩水をつくる。浅いバットなどの平らな容器を用意し、あさりが半分程度かくれるまで塩水を入れる。
2 **1**のバットに新聞紙などをかぶせて1時間ほどおいたらザルにあげる。
3 あさりを両手で挟み、こすり合わせるようにして軽く水で洗う。

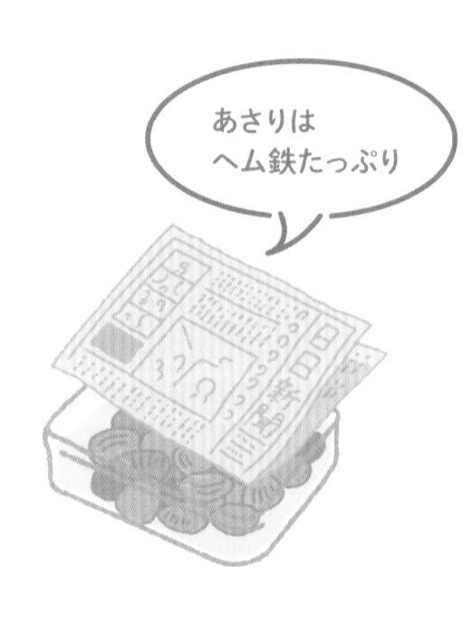

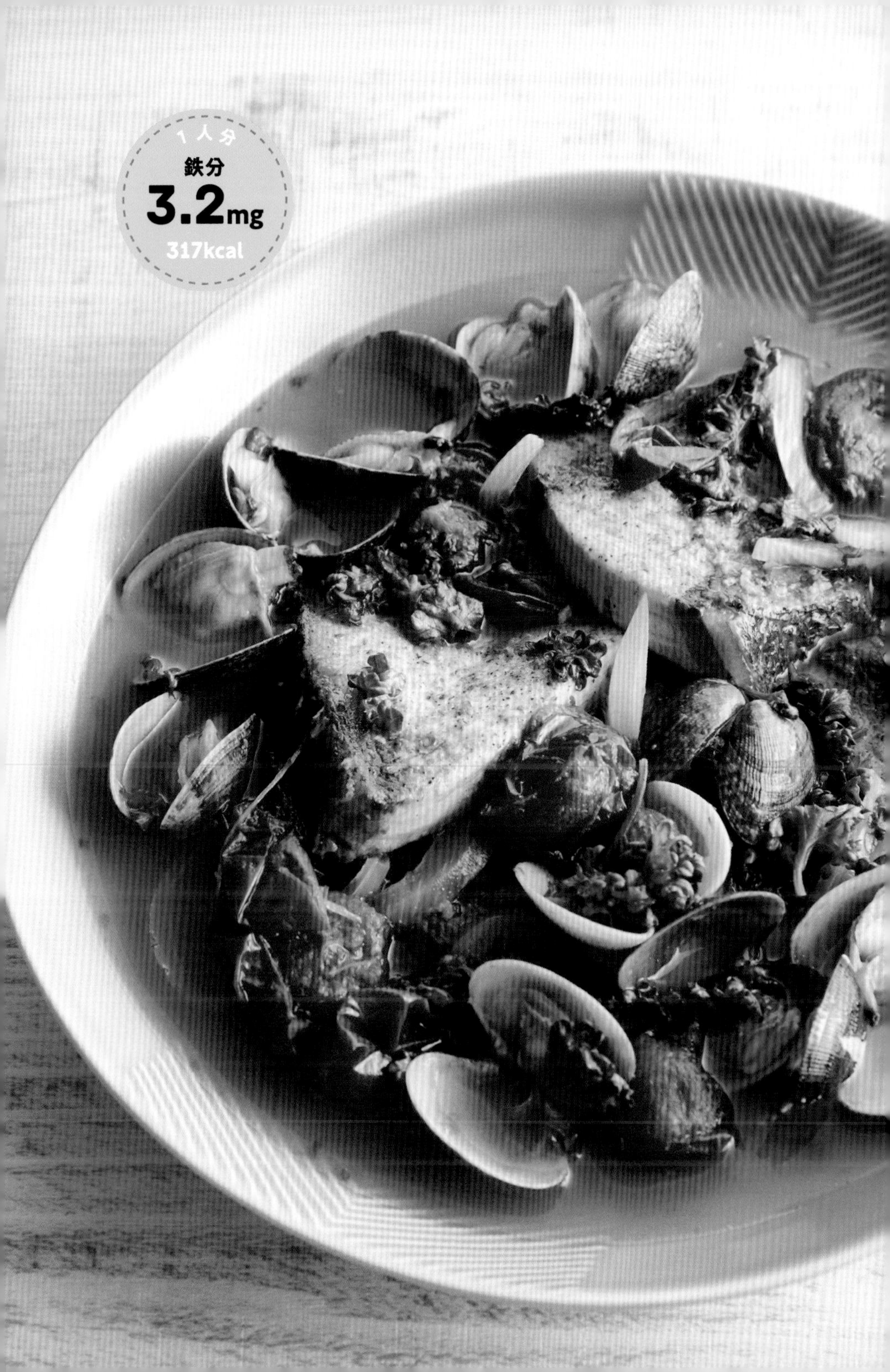
1人分
鉄分
3.2mg
317kcal

ひと皿で鉄分とタンパク質がたっぷり摂れる！

厚揚げの豚肉巻き照り焼き

材料（2人分）

豚しゃぶしゃぶ肉 …… 8枚（120g）
厚揚げ …… 200g
サラダ油 …… 大さじ½
A
- 酒 …… 大さじ1
- 砂糖 …… 小さじ1
- みりん …… 大さじ2
- しょうゆ …… 大さじ1と½

ピーマン …… 2個（70g）
サラダ油 …… 小さじ1

つくりかた

1 ピーマンは2等分に切って種を取り、ひと口大に切る。

2 厚揚げは8等分の細切りにし、豚肉を巻いて軽く握って密着させる。

3 フライパンに油小さじ1を入れて中火で熱し、ピーマンをさっと焼いて取り出す。

4 フライパンに油大さじ½を入れて中火で熱し、**2**の巻き終わりを下にして入れて2分ほど焼き、焼き色がついたら裏に返してふたをして弱火で3分焼く。

5 **A**を加えて中火にして全体にからめる。

イチオシ鉄分食材！

厚揚げは“大豆製品の王様”！

大豆イソフラボンなど、女性にうれしい栄養が豊富に含まれている大豆製品。その中でも、厚揚げは特に栄養が凝縮された食品といえます。木綿豆腐と比べると、鉄分は1.7倍、カルシウムは2.5倍、たんぱく質は1.5倍にもなります。

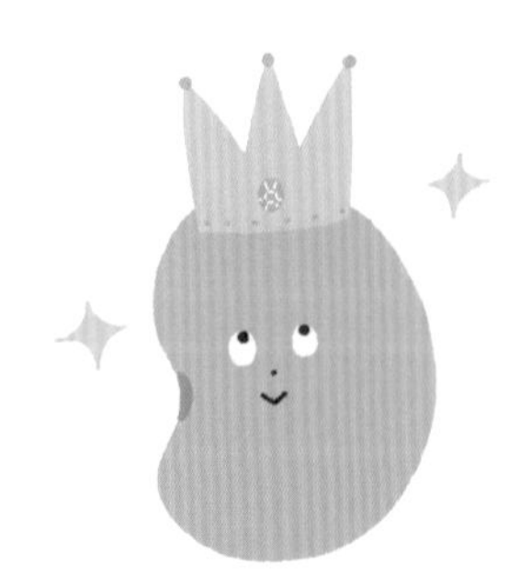

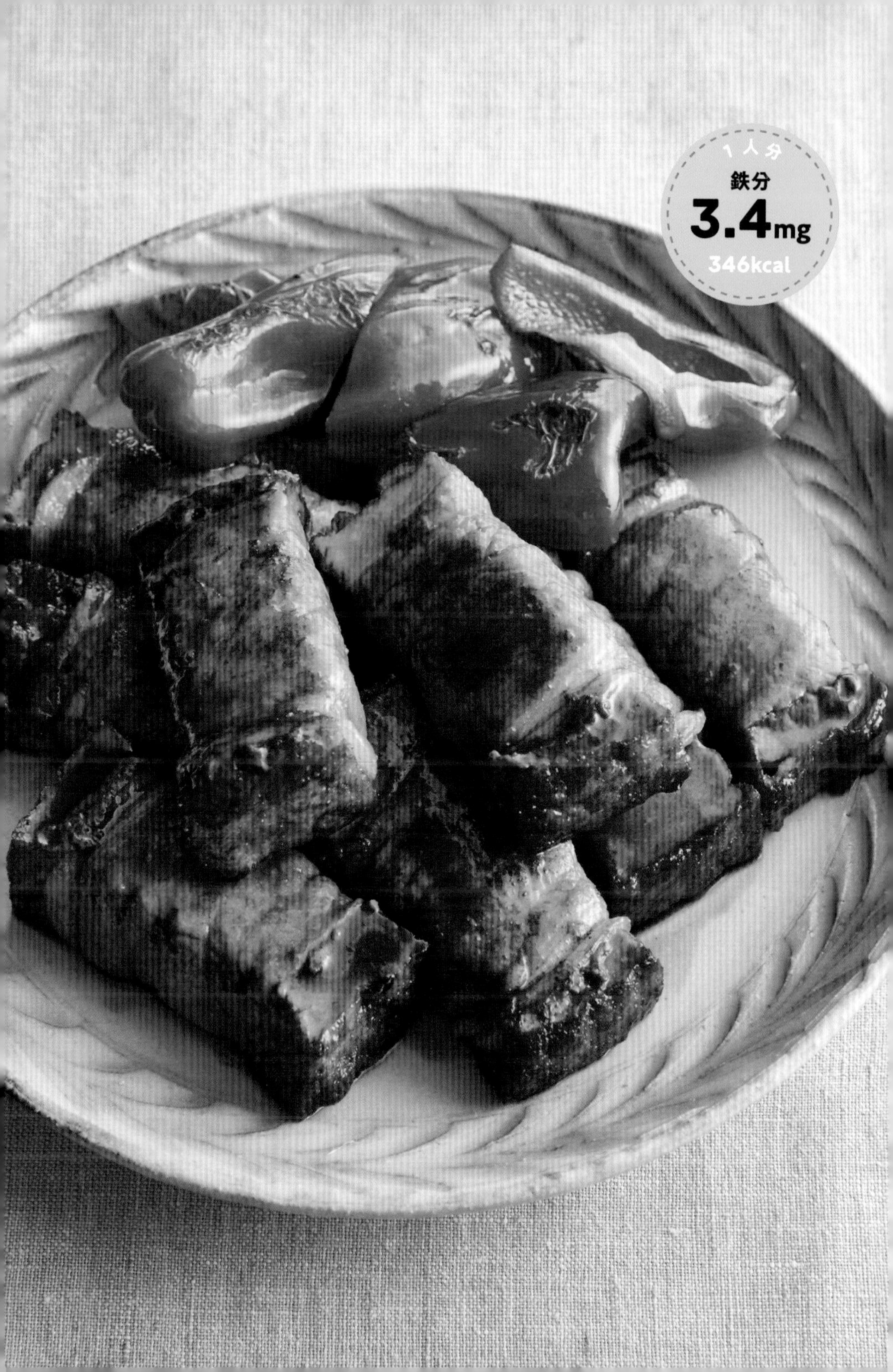
1人分
鉄分
3.4mg
346kcal

鉄分、カルシウムを補給できるヘルシーメニュー

高野豆腐とブロッコリーのハーブパン粉焼き

材料（2人分）

高野豆腐（キューブタイプ）
　…… 13～14個（40g）
水 …… 200ml
めんつゆ（3倍濃縮）
　…… 大さじ1と½
ブロッコリー …… 150g
水 …… 大さじ3
パプリカ（黄） …… ½個（60g）
ハーブパン粉

A
- パン粉 …… 40g
- パセリ …… 15g
- オリーブ油 …… 大さじ2
- 塩 …… 小さじ⅓
- こしょう …… 少々
- 粉チーズ …… 大さじ2
- オレガノ …… あれば少々

つくりかた

1. ブロッコリーは小房に分け、茎は皮をむいて薄切りにする。パプリカはひと口大に切る。パセリは粗くきざむ。
2. ボウルに水200mℓ、めんつゆを入れ、高野豆腐を加えて浸し、600wの電子レンジで2分加熱して粗熱が取れたら水気を軽く絞る。
3. フライパンにブロッコリー、水大さじ3を入れてふたをして中火にかけ、煮立ったら1分ほど加熱して水気を切る。
4. ボウルに**A**を入れて混ぜ、高野豆腐、ブロッコリー、パプリカを加えて混ぜる。
5. 耐熱皿またはアルミホイルで四角いケースをつくり、**4**を入れてオーブントースターで10～15分こんがりとするまで焼く。

イチオシ鉄分食材！

キューブや細切り、粉状も！

用途に応じて選べる高野豆腐

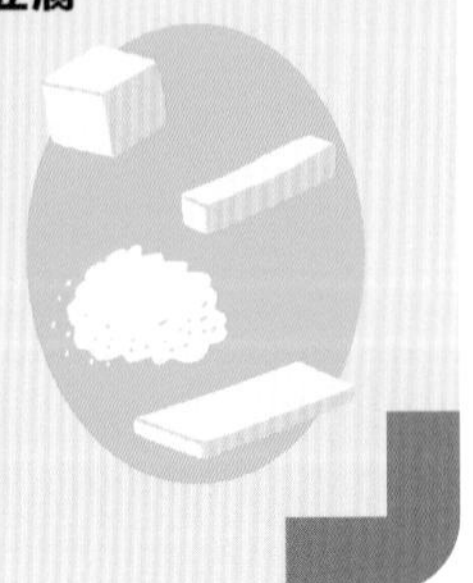

製造過程で水分が抜けることで栄養成分が濃縮されている高野豆腐。鉄分の他にも、タンパク質や大豆イソフラボン、食物繊維などを豊富に含みます。
大きさや厚みはさまざまで、戻し不要ですぐに使えるものや、水などで戻し、絞ってから使うものもあります。料理や好みに応じて使い分けるとよいでしょう。

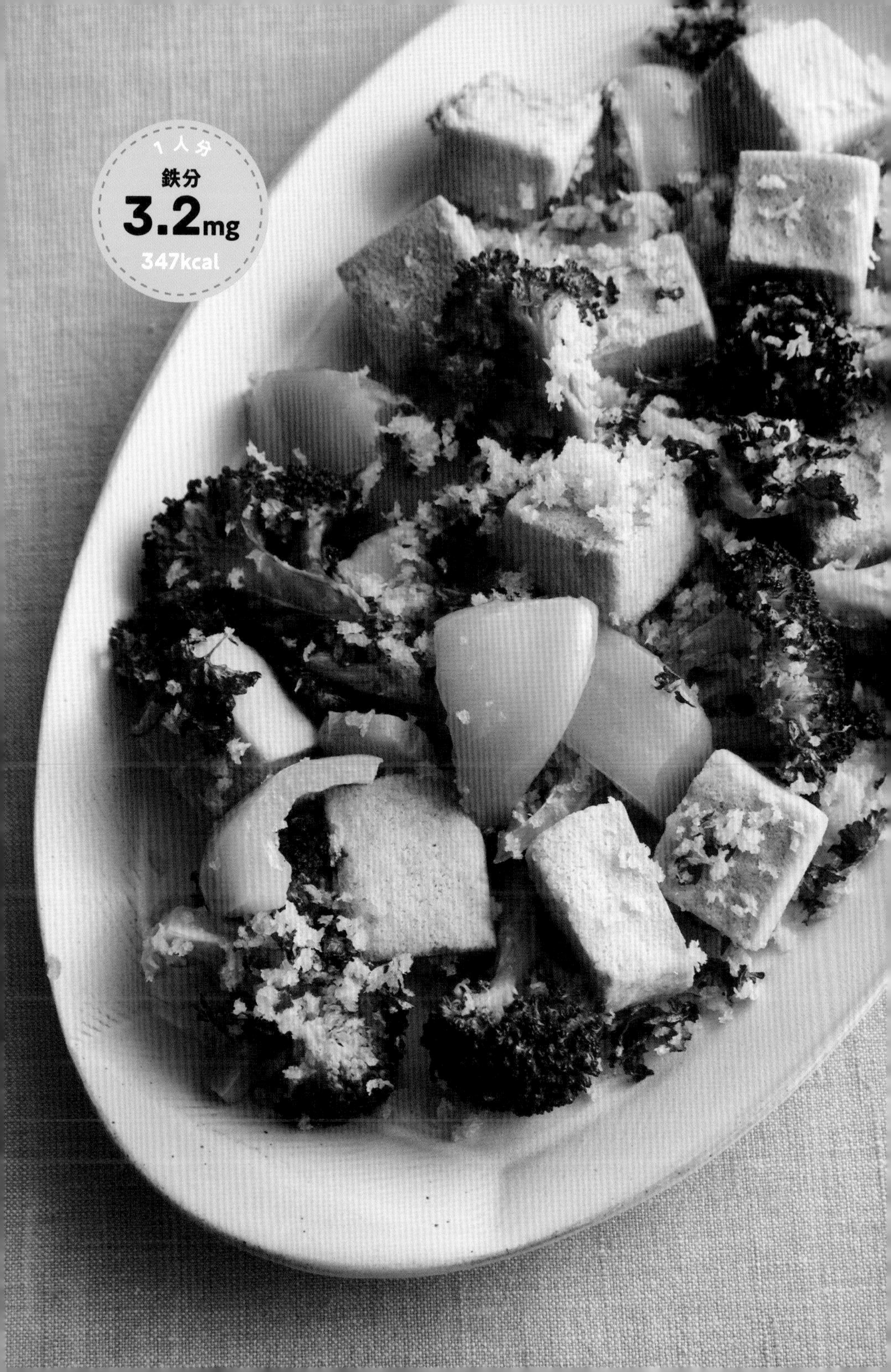
1人分
鉄分
3.2mg
347kcal

豆乳+小松菜で鉄分ダブル強化！

鶏肉と小松菜の豆乳クリーム煮

材料（2人分）

鶏もも肉 …… 200g
小松菜 …… 100g
たまねぎ …… ½個（100g）
にんじん …… ½本（100g）
サラダ油 …… 大さじ½
A
水 …… 100ml
塩 …… 小さじ½
こしょう …… 少々
バター …… 15g
小麦粉 …… 大さじ1
無調整豆乳 …… 200ml

つくりかた

1 小松菜は根元を少し切り落とし3cm長さに切る。たまねぎは薄切りにする。にんじんは皮をむいて小さめの乱切りにする。

2 鶏肉はひと口大に切る。

3 フライパンに油を入れて中火で熱し、鶏肉を入れて肉の色が変わるまで炒める。たまねぎ、にんじんを加えて油がなじむまで炒める。

4 **A**を加え、煮立ったらふたをして弱火で8分煮る。

5 小さいボウルにバターを入れて600wの電子レンジで20秒加熱して溶かし、小麦粉を加えて混ぜる。

6 **4**の鍋に豆乳を加えて混ぜ、弱めの中火で鍋のふちが少しふつふつしてきたら**5**を加えて溶かしとろみがつくまで混ぜながら加熱する。

イチオシ鉄分食材！

豆乳を上手に使うコツ

豆乳は過熱しすぎると分離するので、火加減は弱めの中火〜中火でとろみがついたらすぐに火を止めましょう。また、調整豆乳もおすすめ。砂糖や油脂などが加えられているため、無調整豆乳に比べて、分離しにくくなっています。

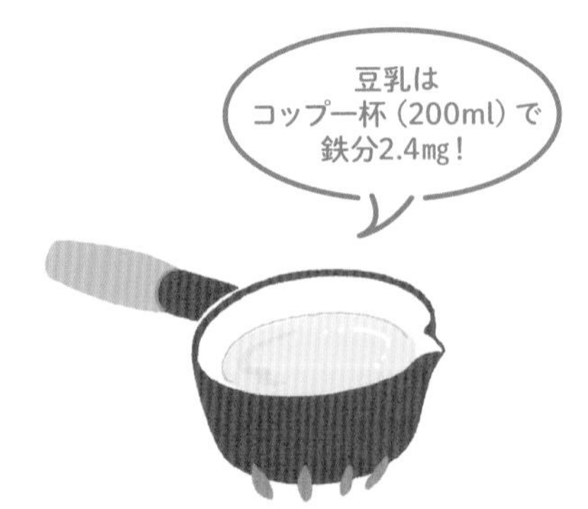

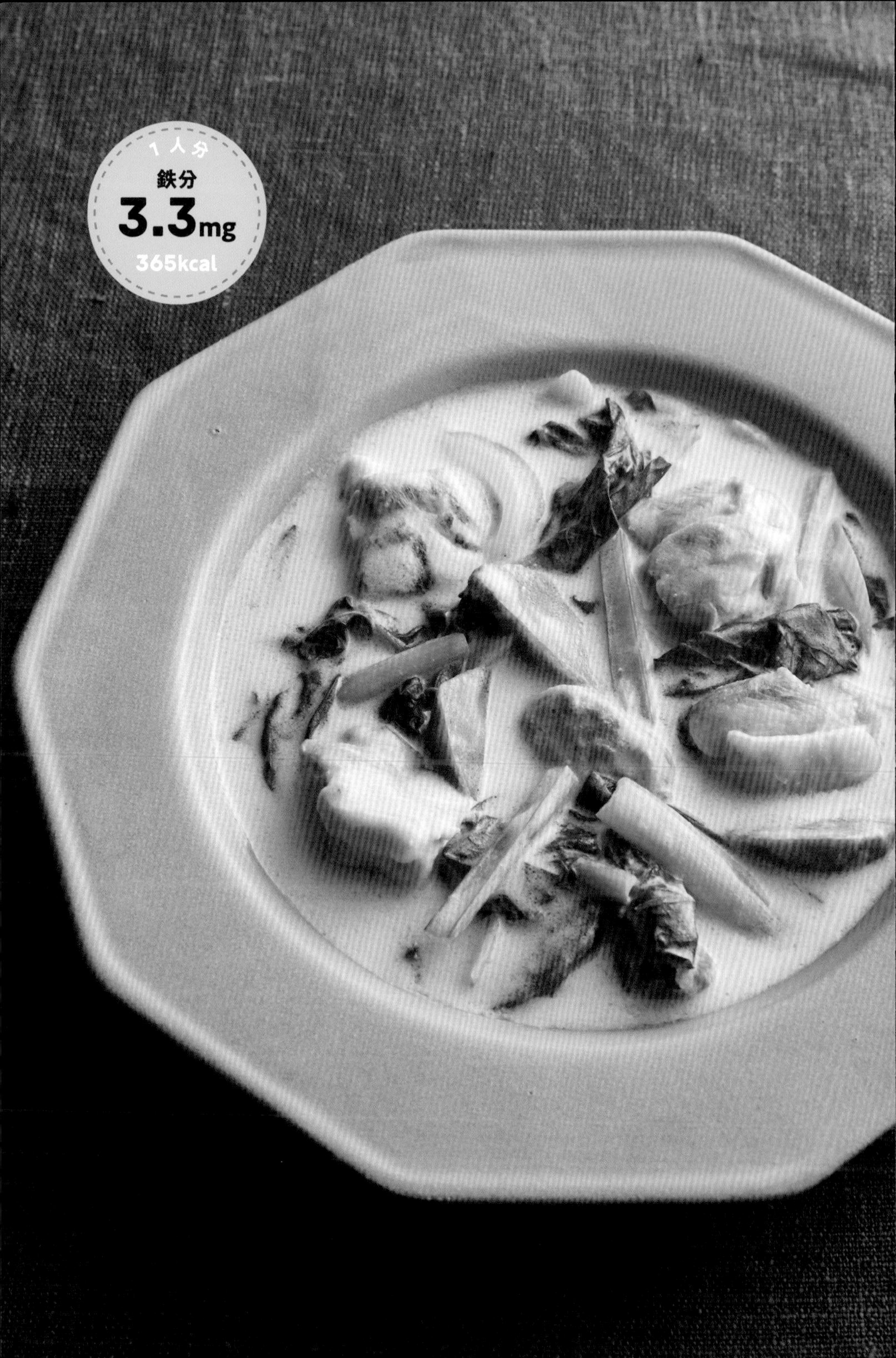
1人分
鉄分
3.3mg
365kcal

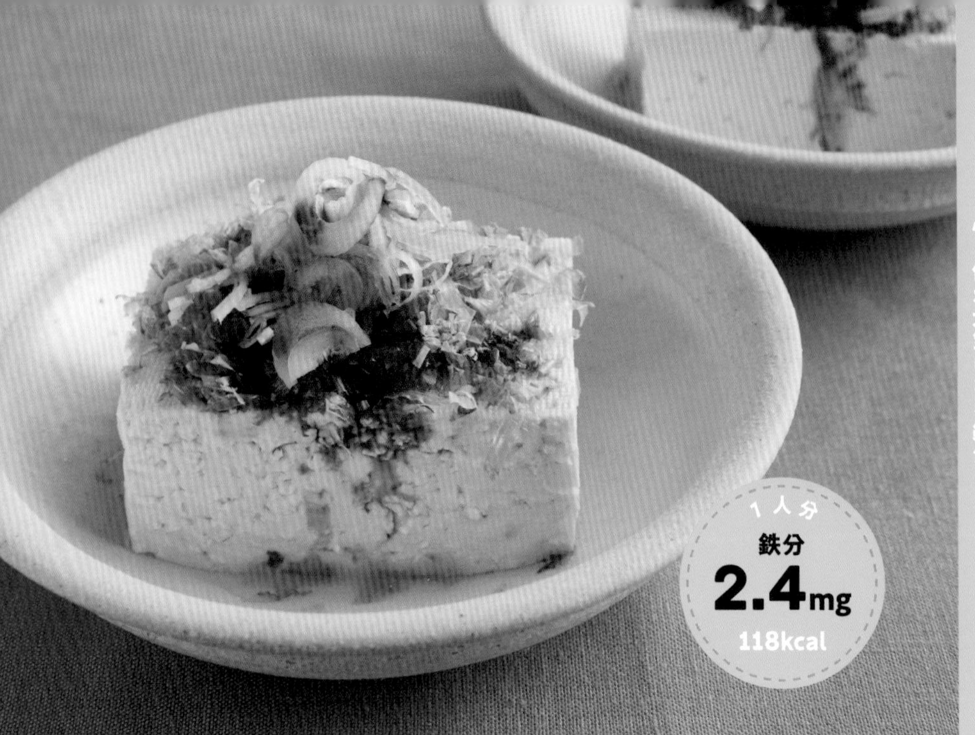

1人分
鉄分
2.4mg
118kcal

基本のレシピ

豆腐は絹より木綿が鉄分豊富！

冷奴

材料（2人分）

木綿豆腐 …… 1丁（300g）
ねぎ …… 2cm（10g）
かつお節 …… 2g
しょうゆ …… 適量

つくりかた

1 豆腐は水気をふいて2等分に切る。

2 ねぎは縦に2等分に切って小口に切る。

3 器に豆腐を盛って、かつお節、ねぎをのせてしょうゆをかける。

温奴にするときは、
600wの電子レンジで
2分ほど加熱すればOK。

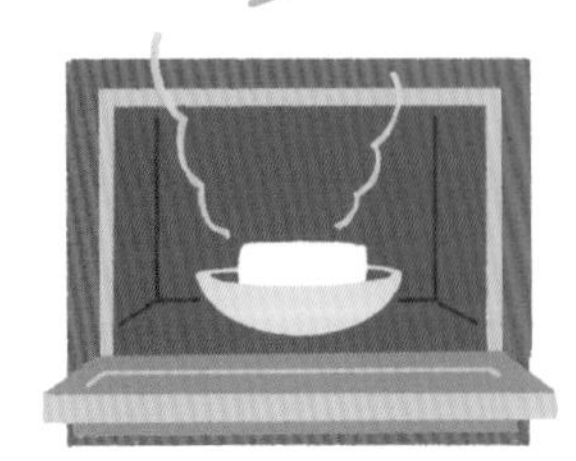

基本のレシピにちょい足し！

冷奴に鉄分食材をプラス！

納豆

豆腐に、かつお節、ねぎとともに納豆をのせ、しょうゆをかける。

納豆（50g）
鉄分
1.7mg

塩昆布

豆腐にかつお節、ねぎとともに塩昆布をのせ、しょうゆ少々をかける。

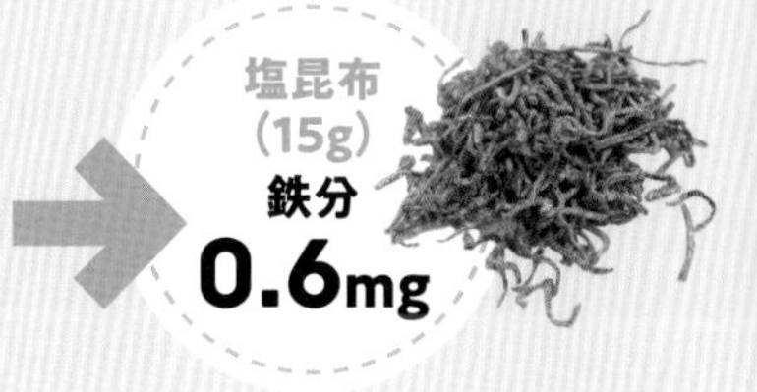

塩昆布（15g）
鉄分
0.6mg

水菜

水菜は2㎝長さに切り、かつお節、ねぎとともに豆腐にのせ、しょうゆをかける。

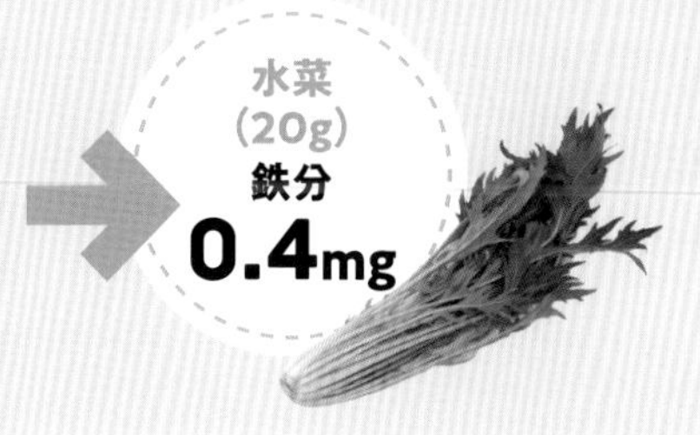

水菜（20g）
鉄分
0.4mg

イチオシ鉄分食材！

「水菜に栄養がない」はウソ！

一年を通じて手に入りやすいみ水菜は、安価でどんな料理にも合わせやすい食材。
90％以上が水分なので栄養がないと思われがちですが、実は、鉄分、ビタミンC、βカロテン、カルシウムなど、さまざまな栄養素を含んでいます。

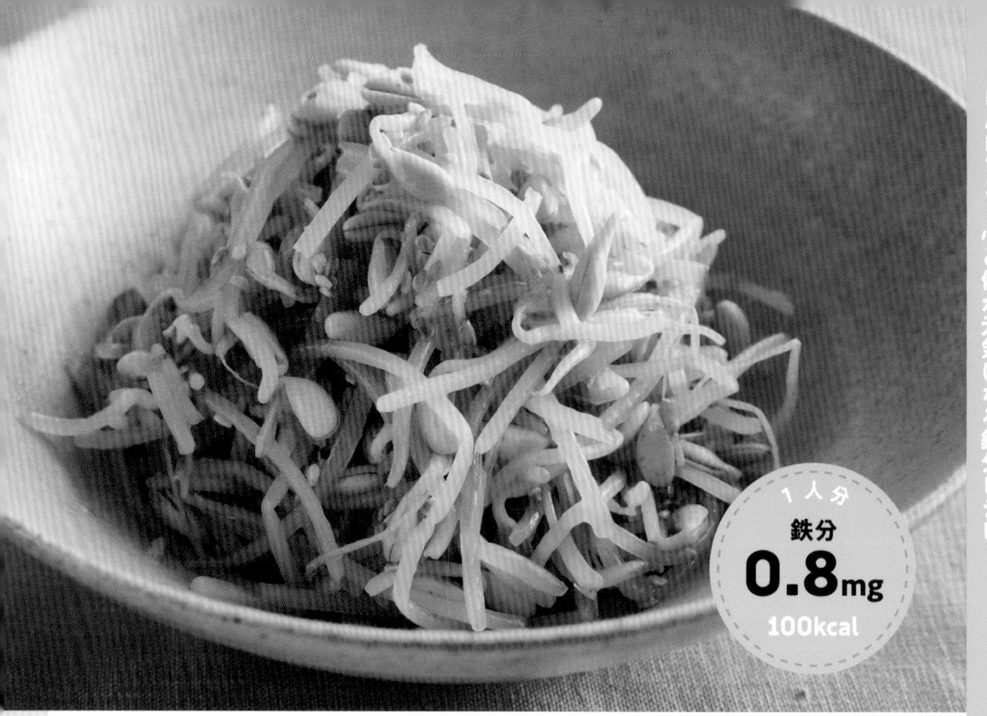

基本のレシピ

栄養豊富で家計に優しい！“豆つき”もやしは超優秀食材

豆もやしのナムル

材料（2人分）
豆もやし …… 200g
酢 …… 小さじ1
おろしにんにく …… 小さじ⅓
A 塩 …… 小さじ¼
A 白いりごま …… 小さじ2
A ごま油 …… 大さじ1

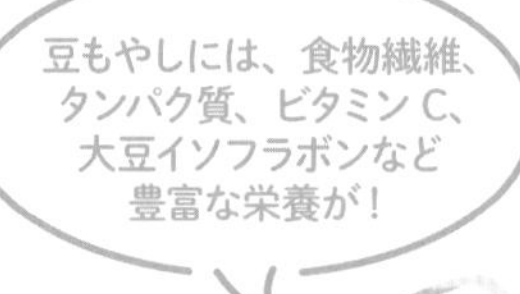

つくりかた

1 鍋に豆もやし、豆もやしがかぶるくらいの水、酢を入れて強火にかける。沸騰したら1〜2分中火で茹でてザルにあげ、水気を切る。

2 ボウルにAを入れて混ぜ、もやしを加えて混ぜる。

基本のレシピにちょい足し！

豆もやしのナムルに鉄分食材をプラス！

小松菜

小松菜は3㎝長さに切る。もやしを加えた湯が煮立ってきたら、鍋に入れ、1分ほど茹でて水気を切る。

もやしと一緒に調理できてお手軽。

小松菜
（100g）
鉄分
2.8mg

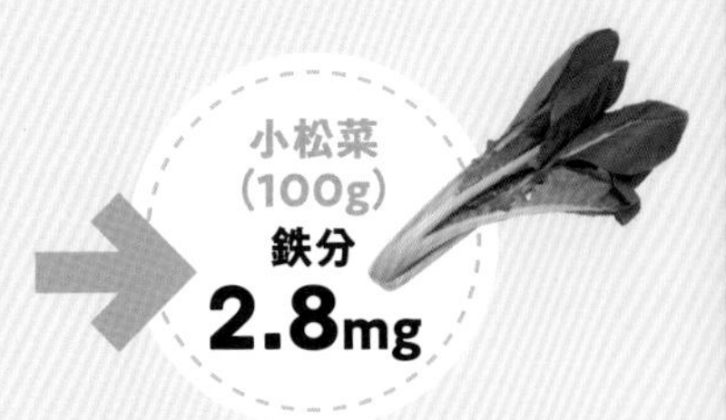

さば缶

さば缶の缶汁を切る。**つくりかた2**で、もやしとともにさば缶を加えて軽く混ぜる。

さば缶は水煮でも油漬けでもOK

さば缶
（100g）
鉄分
1.6mg

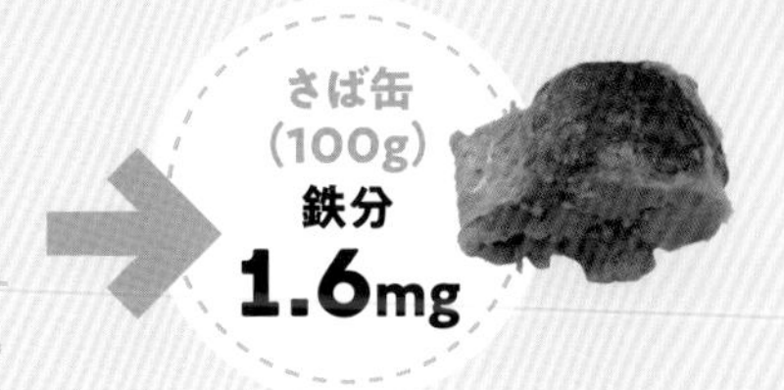

ツナ缶

ツナ缶の缶汁を切る。**つくりかた2**でもやしとともにツナ缶を加えて軽く混ぜる。

ツナ缶は水煮でも油漬けでもOK。鉄分量が多いびんながまぐろを使ったホワイトツナ缶がおすすめ。

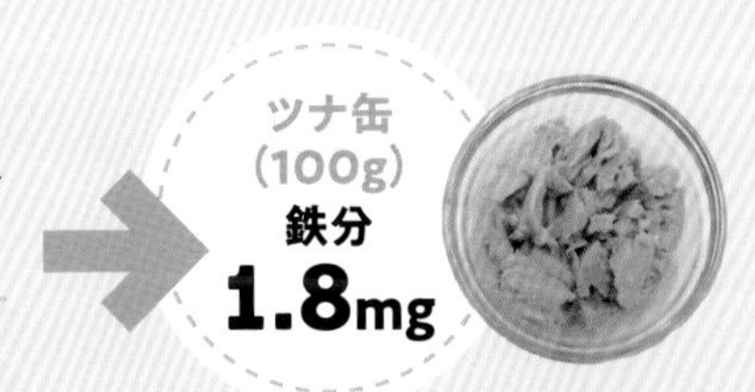

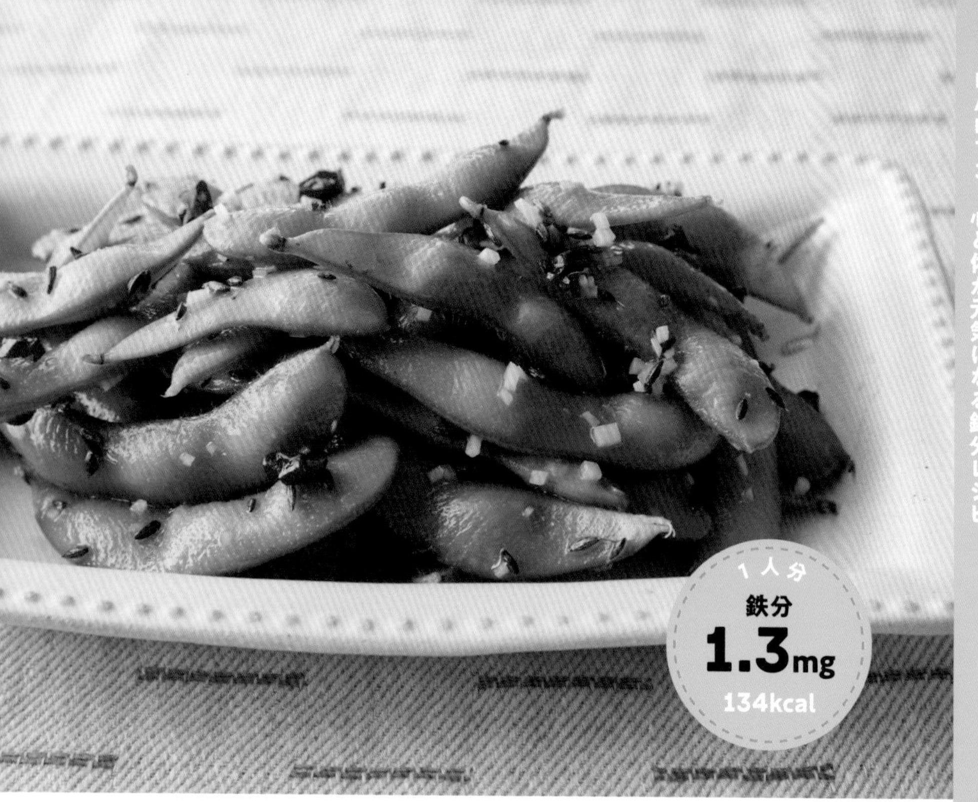

おつまみの定番食材も貧血対策に効果的！

枝豆のスパイス炒め

材料（2人分）
枝豆（冷凍）…… 200g
にんにくみじん切り …… 1かけ分
クミン …… 小さじ1
塩 …… 小さじ¼
サラダ油 …… 大さじ1

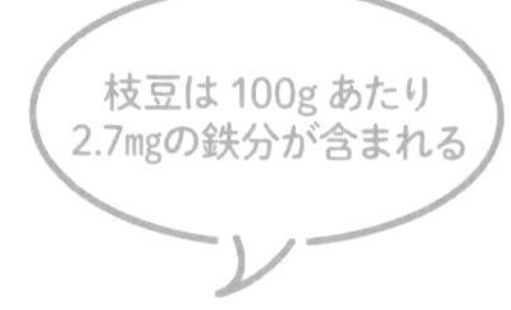

つくりかた

1 枝豆は解凍する。

2 フライパンに油、クミンを入れて弱火で熱し、香りが立ったら枝豆、にんにくを入れて2分ほど中火で炒め、塩を加えて炒め合わせる。

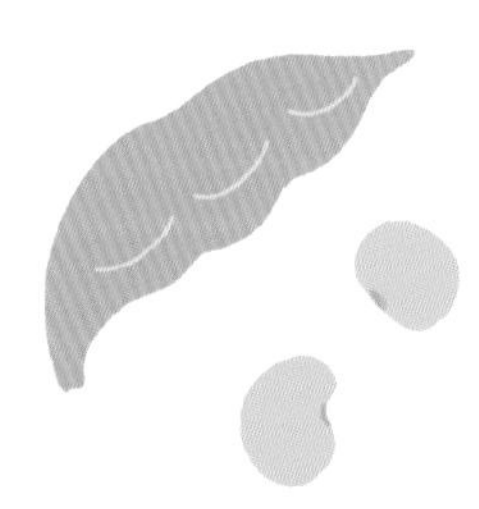

使いやすくて鉄分豊富な缶詰がカギ！

春菊とあさりの白和え

材料（２人分）

木綿豆腐 …… 200g
あさり缶（水煮）
…… 30g（固形量）
春菊 …… 80g
にんじん …… 40g

A
薄口しょうゆ …… 大さじ１
ねりごま …… 大さじ１
塩 …… 少々

つくりかた

1 耐熱皿にキッチンペーパーを敷き、豆腐をひと口大に崩してのせ、600wの電子レンジで2分加熱してそのまま冷ます。

2 春菊は葉を取ってたっぷりの熱湯でさっと茹でて水気を切り、3cm長さに切る。にんじんは皮をむいてスライサーで千切りにする。

3 すり鉢に豆腐を入れてすりこぎでなめらかになるまですり、**A**を加えて混ぜる（ボウルと泡立て器で混ぜてもOK）。

4 具材を加えて混ぜる。

春菊はビタミン類やカルシウム、鉄分などを含む栄養価の高い野菜

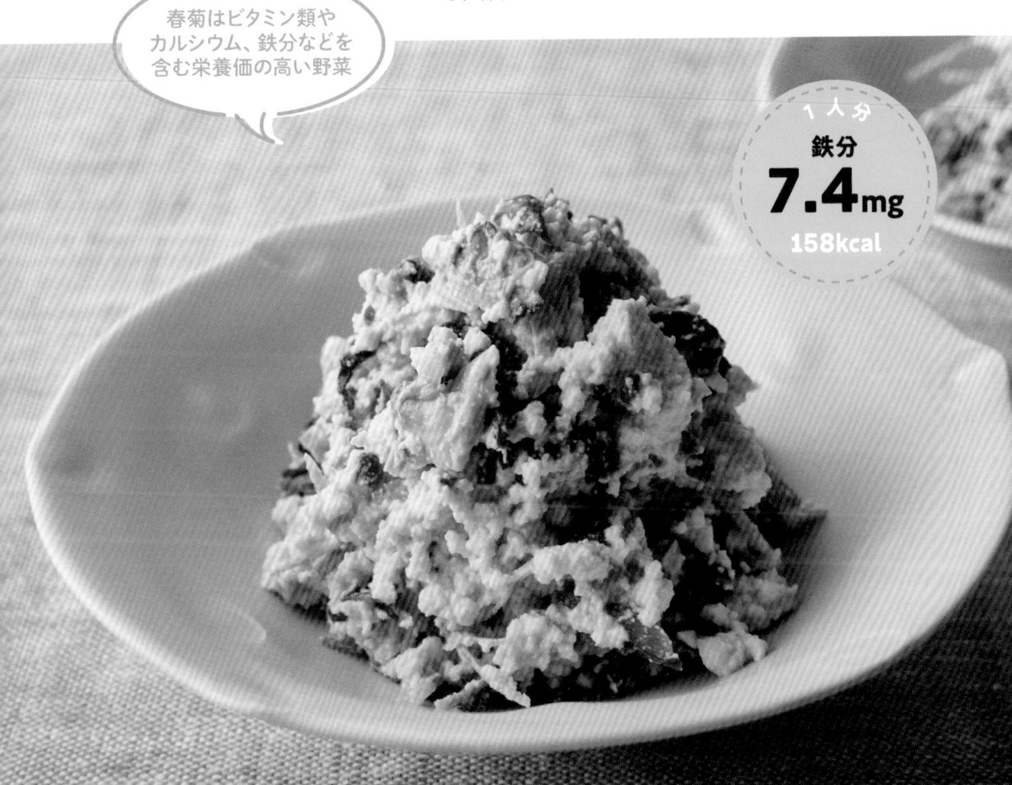

1人分
鉄分
7.4mg
158kcal

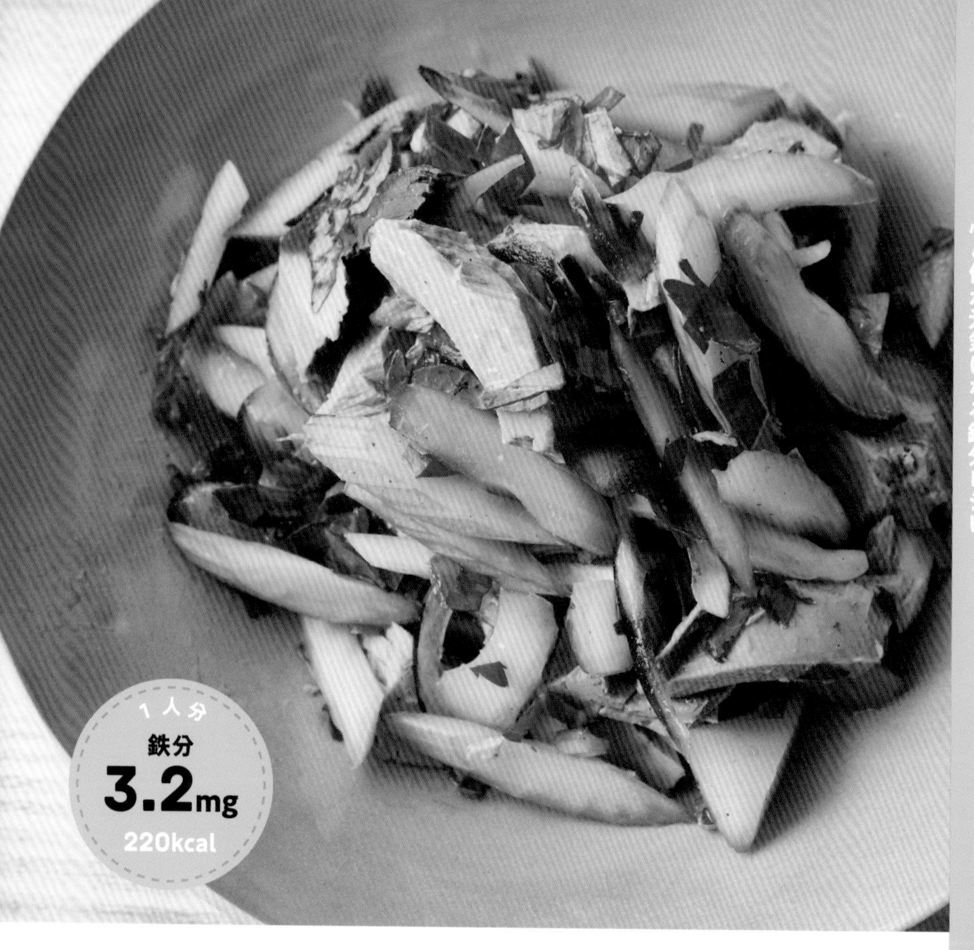

高鉄分、高タンパク、低カロリーの伝統食材を味わう

なまり節とセロリのサラダ

材料（2人分）

なまり節 …… 120g
セロリ …… 100g（葉も入れる）
紫たまねぎ（たまねぎでも可）
…… 1/4個（50g）

〈ドレッシング〉

A
- オリーブ油 …… 大さじ2
- レモン汁 …… 大さじ1
- 塩 …… 小さじ1/3
- こしょう …… 少々

つくりかた

1 セロリは筋を取ってななめ薄切りにし、葉は粗みじん切りにする。なまり節はひと口大にほぐす。

2 たまねぎは薄切りにして耐熱容器に入れて600wの電子レンジで30秒加熱する。

3 **2**に**A**を加えて混ぜ、セロリ、セロリの葉、なまり節を加えて混ぜる。

鉄分とうま味が凝縮！ 煮ても焼いてもおいしい優秀食材

厚揚げとえのきのめんつゆ煮

材料（2人分）

厚揚げ …… 200g

えのきたけ …… 120g

A
- めんつゆ（3倍濃縮） …… 大さじ2と½
- 水 …… 200ml
- かつお節 …… 4g

つくりかた

1 厚揚げは食べやすい大きさに切る。

2 えのきは石づきを切って2等分に切る。

3 ボウルに**A**を入れて混ぜ、えのき、厚揚げの順に入れ、ふんわりとラップをかぶせ、600wの電子レンジで5分加熱する。

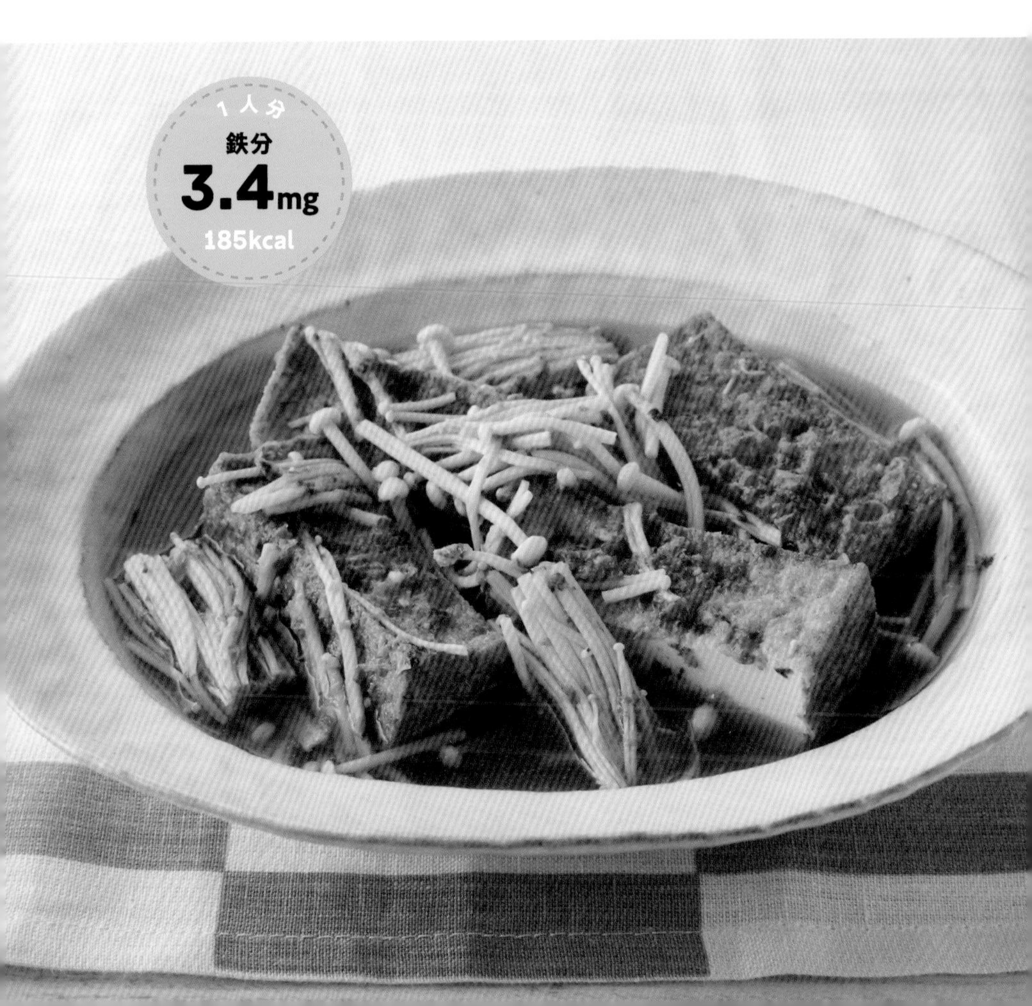

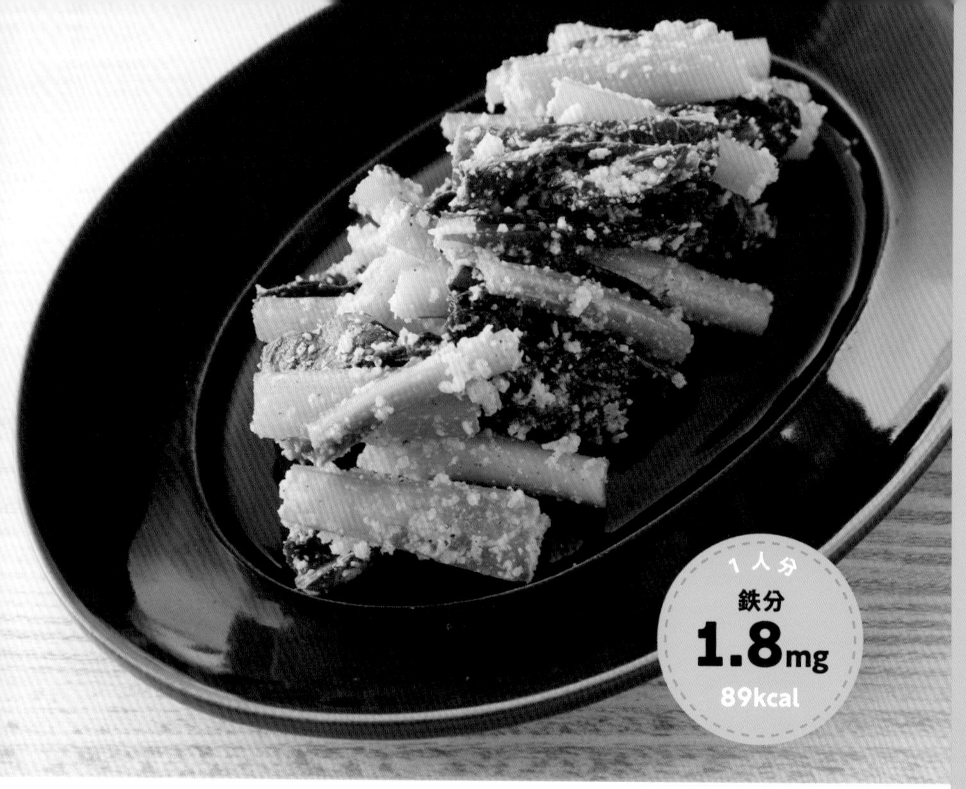

1人分
鉄分
1.8mg
89kcal

シンプルな味わいでたっぷり食べられる鉄分強化サラダ

小松菜のチーズサラダ

材料（2人分）

小松菜 …… 150g

A
- 粉チーズ …… 大さじ2
- オリーブ油 …… 大さじ1
- 塩 …… 小さじ¼
- こしょう …… 少々

つくりかた

1 小松菜は根元を少し切って、たっぷりの熱湯で色よく茹でてザルに上げて冷まし、水気を絞って4cm長さに切る。

2 ボウルに**A**を入れて混ぜ、**1**を加えて混ぜる。

イチオシ鉄分食材！

小松菜は野菜の優等生

小松菜の鉄分値は、茹でた状態で比べると実はほうれんそうの2倍以上！ 他にも、カルシウム、βカロテン、ビタミン類などを多く含んでおり、非常に栄養価が高い野菜です。

鉄分食材と吸収を助ける調味料で賢く鉄分摂取

ひよこ豆とツナのヨーグルトマヨサラダ

材料（2人分）

ひよこ豆 …… 150g

ツナ缶（油漬け）…… 1缶（70g）

たまねぎ …… 70g

サラダ菜 …… 100g

A
- マヨネーズ …… 大さじ1と½
- プレーンヨーグルト …… 大さじ2
- レモン汁 …… 大さじ1
- 塩 …… 小さじ¼
- こしょう　少々

つくりかた

1 たまねぎは薄切りにして耐熱容器に入れて600wの電子レンジで1分加熱して粗熱を取る。

2 ツナ缶は缶汁を切る。

3 **1**にA、ツナ、ひよこ豆を加えて混ぜ、器に盛ってサラダ菜を添える。

鉄分量が多い
ホワイトツナを使用
1人分
鉄分
2.7mg
286kcal

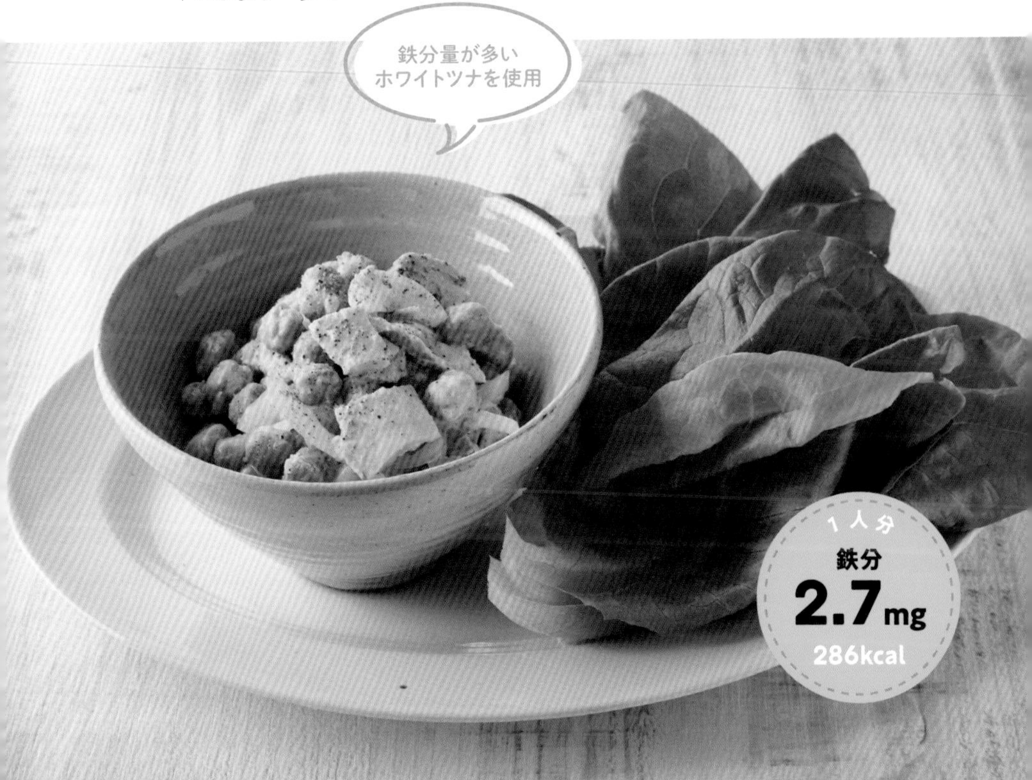

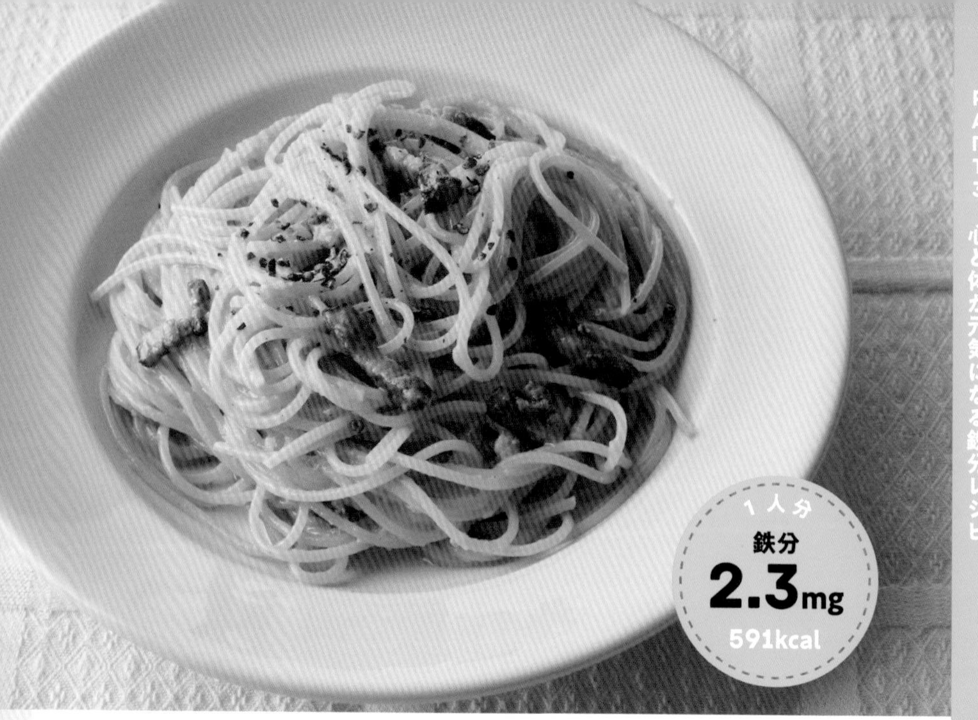

基本のレシピ

シンプルだから好みの鉄分食材との組み合わせ自在

カルボナーラパスタ

材料（2人分）

パスタ …… 200g
厚切りベーコン …… 50g
オリーブ油 …… 大さじ ½

A
卵 …… 2個
牛乳 …… 大さじ 2
粉チーズ …… 大さじ 3
塩 …… 小さじ ⅓
粗挽きこしょう …… 少々

つくりかた

1 ベーコンは細切りにする。

2 フライパンに油、ベーコンを入れて中火で熱し、ベーコンが少しカリッとするまで炒めて火を止める。

3 ボウルに**A**を入れて混ぜる。

4 鍋にたっぷりの湯を沸かし分量外の塩（水1ℓにつき塩小さじ1）を入れ、パスタを袋の表示通りに茹でて水気を切り、**3**に**2**のベーコンとともに加えて混ぜて器に盛る。お好みで再度こしょうをふる。

基本のレシピにちょい足し！

カルボナーラパスタに鉄分食材をプラス！

グリンピース（冷凍）

グリンピースを冷凍のままベーコンとともに加えて混ぜる。

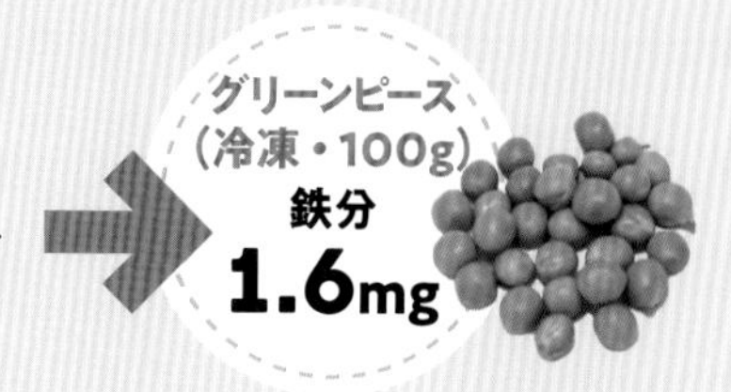

アーモンド

細かくくだき、パスタの上にちらす。

パウダータイプならそのままかければOK。

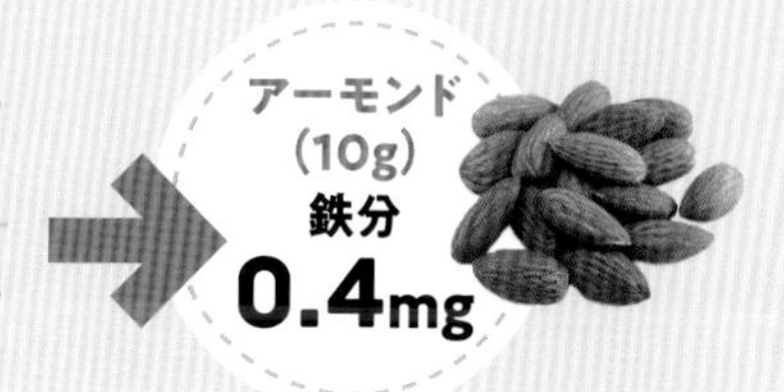

ブロッコリー

1 パスタが茹で上がる2分前に、パスタと同じ鍋に入れて茹でる。

2 ザルに上げ水気を切り細かくきざみ、ベーコンとともに加えて混ぜる。

パスタと一緒に茹でるとラク！

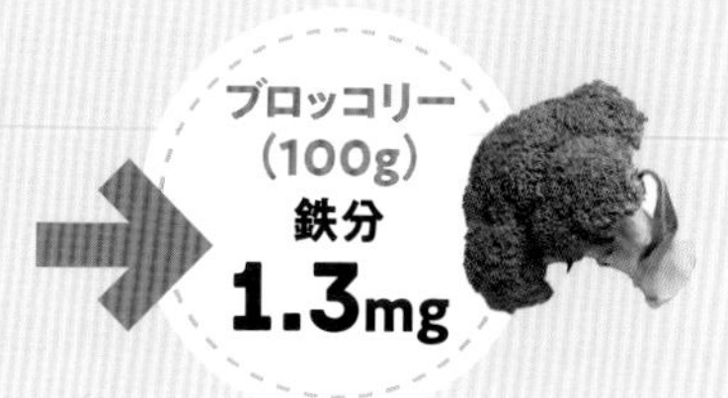

イチオシ鉄分食材！

カルボナーラをおいしく仕上げるコツ

カルボナーラは卵ソースと合わせたら加熱しないのがポイント。パスタの熱を利用してソースと絡めることで、適度にクリーミーに仕上がります。

クエン酸で鉄の吸収率アップ！
のっけるだけのかんたん丼ぶり

ねばねば鉄分丼

材料（2人分）
あたたかいごはん …… 400g
かつお節 …… 5g
納豆 …… 100g
キムチ …… 80g
めかぶ …… 80g
酢 …… 小さじ2
しょうゆ …… 小さじ2
白いりごま …… 小さじ1
梅干し …… 小2個
たくあん …… 25g

つくりかた

1 キムチは大きければ、食べやすい大きさに切る。納豆に酢、しょうゆを加えて混ぜる。

2 器にあたたかいごはんを盛り、かつお節を2等分して混ぜ合わせる。すべての具材を2等分にして盛る。

イチオシ鉄分食材！

クエン酸で鉄分を効率よく吸収！

酢や梅干しに含まれるクエン酸は、鉄分などのミネラルを包み込んで吸収しやすい状態へと変化させる作用があるため、一緒に摂ることで吸収率が上がります。

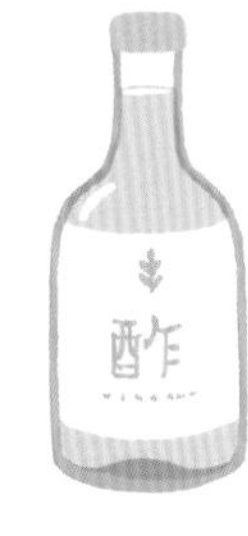

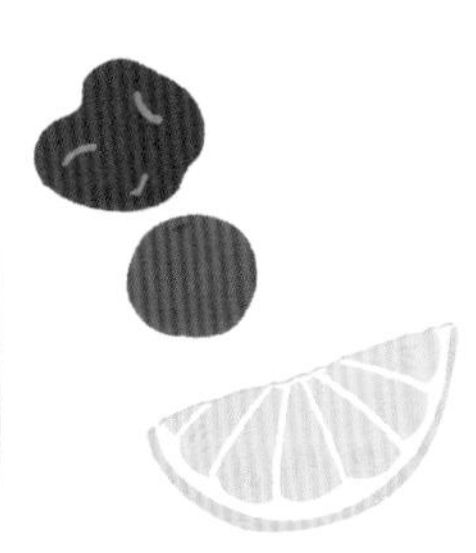

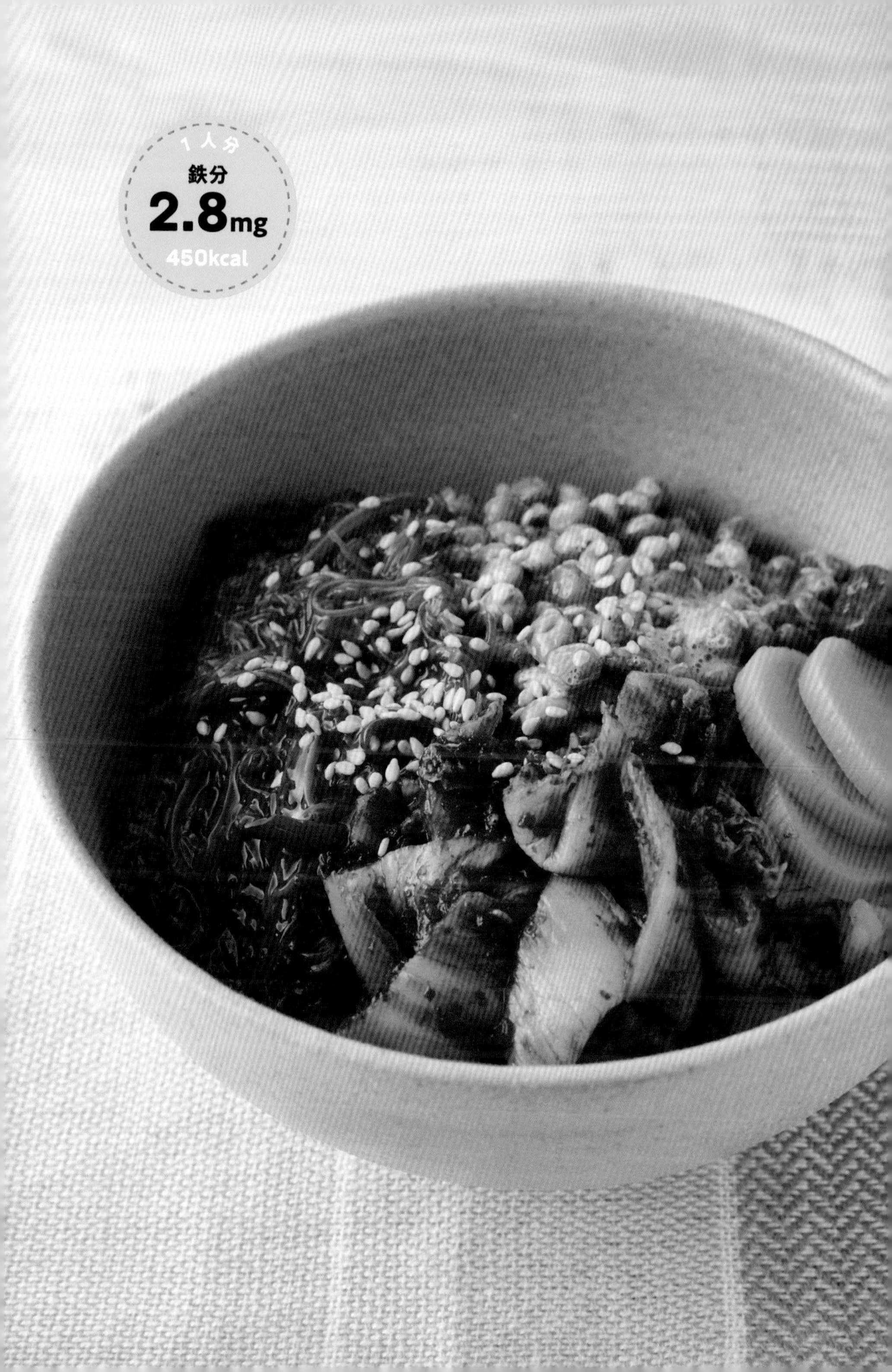
1人分
鉄分
2.8mg
450kcal

缶汁ごと使うからさばの鉄分を余すことなく食べられる

さばみそときのこの混ぜごはん

材料（2人分）

あたたかいごはん …… 300g
さば缶（みそ煮）…… 1缶（190g）
おろししょうが …… 小さじ1
しめじ …… 80g
青のり …… 小さじ2

つくりかた

1 しめじは石づきを切って2等分に切る。

2 耐熱容器にしめじ、しょうが、さば缶を缶汁ごと入れてふんわりとラップをかぶせ、600wの電子レンジで4分加熱して混ぜる。

3 別のボウルにあたたかいごはんを入れ、青のりを入れて混ぜ、**2**を加えてざっくりと混ぜ、器に盛る。

イチオシ鉄分食材！

お手軽便利な缶詰は鉄分レシピの味方！

長期保存可能で便利な「缶詰」。製造段階で下処理や加熱処理がされており、調理時間が短いというメリットもあります。さばやあさり、ツナなど鉄分豊富なものが多くあるので、ぜひ毎日の食卓に活用してみてください。

缶詰については117ページで詳しく解説

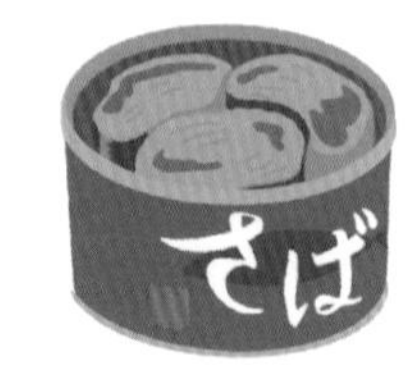

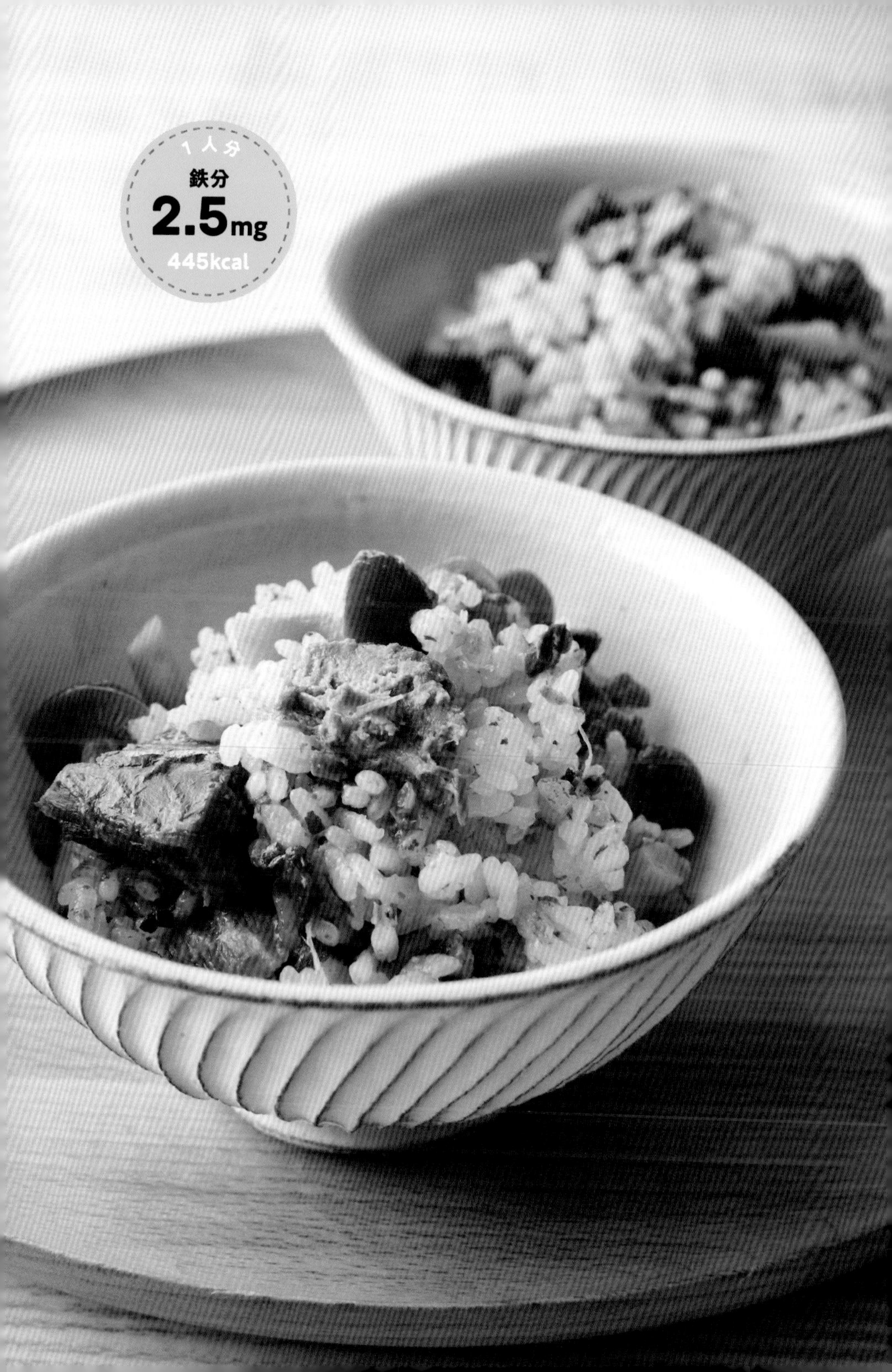
1人分
鉄分
2.5mg
445kcal

定番メニューで子どもの鉄分対策におすすめ！

えびと小松菜の卵チャーハン

材料（2人分）
あたたかいごはん …… 300g
バナメイえび（殻つき）…… 150g
小松菜 …… 100g
卵 …… 1個
サラダ油 …… 大さじ½
塩 …… 小さじ⅓
こしょう …… 少々

つくりかた

1 小松菜は根元を少し切ってきざむ。卵は溶きほぐす。

2 えびは殻をむいて背ワタを取って洗い、水気をふいて1cm幅に切る。

3 あたたかいごはんをボウルに入れて卵、塩、こしょうを加えて混ぜる。

4 フライパンに油を入れて中火で熱し、**3**を入れてごはんをほぐしながら炒め、ごはんがほぐれたら、小松菜、えびを加えて2分ほど炒め合わせる。

イチオシ鉄分食材！

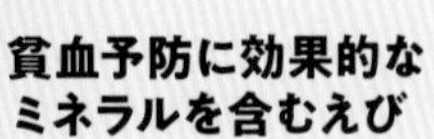

貧血予防に効果的なミネラルを含むえび

銅は体内の酸素を運ぶヘモグロビンの生成に不可欠な栄養素で、貧血の予防にも関わっています。低脂質・高タンパクなエビは鉄分の他、銅も含んでいます。

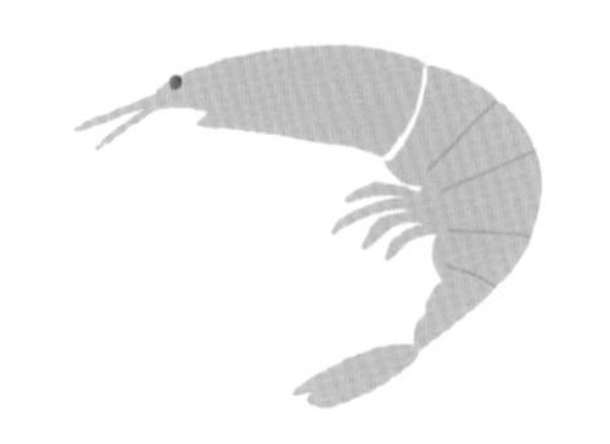

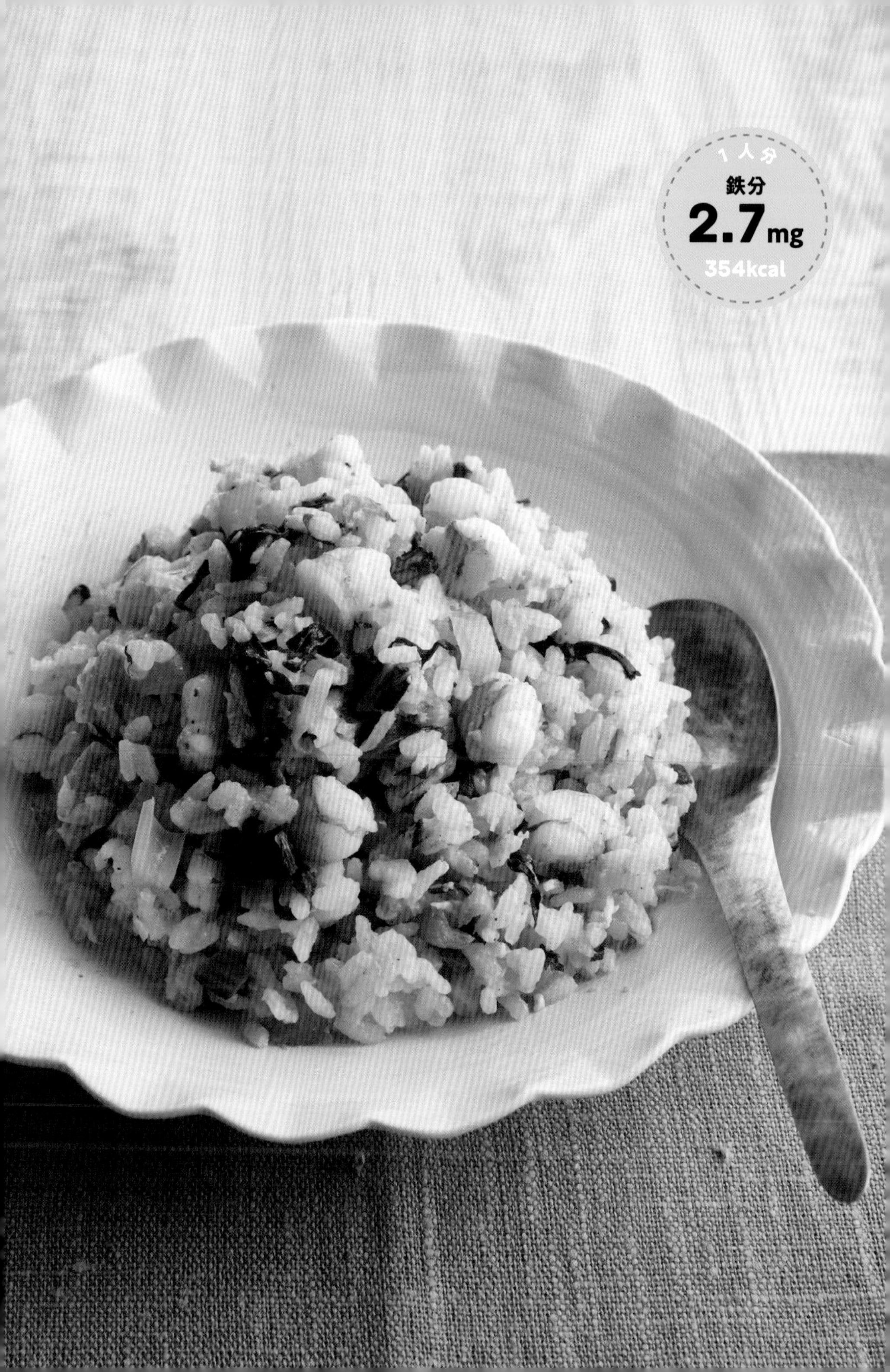
1人分
鉄分
2.7mg
354kcal

さばとそばのダブル鉄分をかんたん調理でたっぷり食べる

さば缶とわかめのぶっかけそば

材料（2人分）
そば（乾麺）…… 100g
さば缶（水煮）…… 1缶（190g）
カットわかめ …… 大さじ1（2g）
揚げ玉 …… 大さじ2（6g）
A めんつゆ（3倍濃縮）…… 90ml
水 …… 300ml

つくりかた

1 そばは袋の表示通りに茹でて水でしめて水気を切る。

2 カットわかめはたっぷりの水で戻して水気を切る。さば缶は缶汁を切る。

3 **A**を合わせておく。器にそば、具材の半量ずつを盛り、それぞれに**A**の半量をかける。

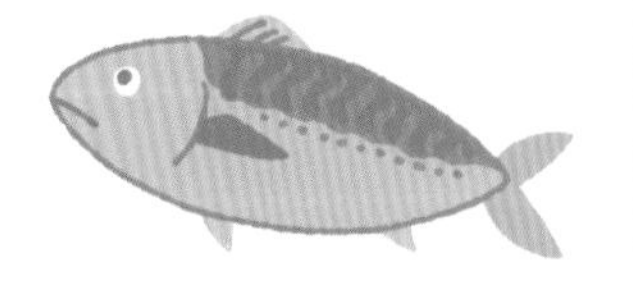

イチオシ鉄分食材！

さばの栄養素

さばには鉄分や亜鉛の他、良質なタンパク質に加え、動脈硬化や心筋梗塞予防の効果も期待できるEPAやDHAがたっぷり含まれています。

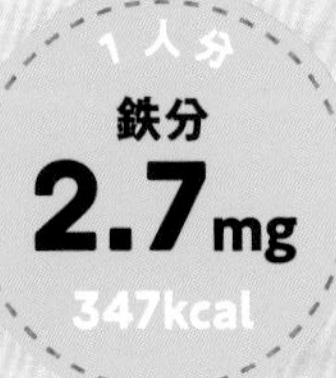
1人分
鉄分
2.7mg
347kcal

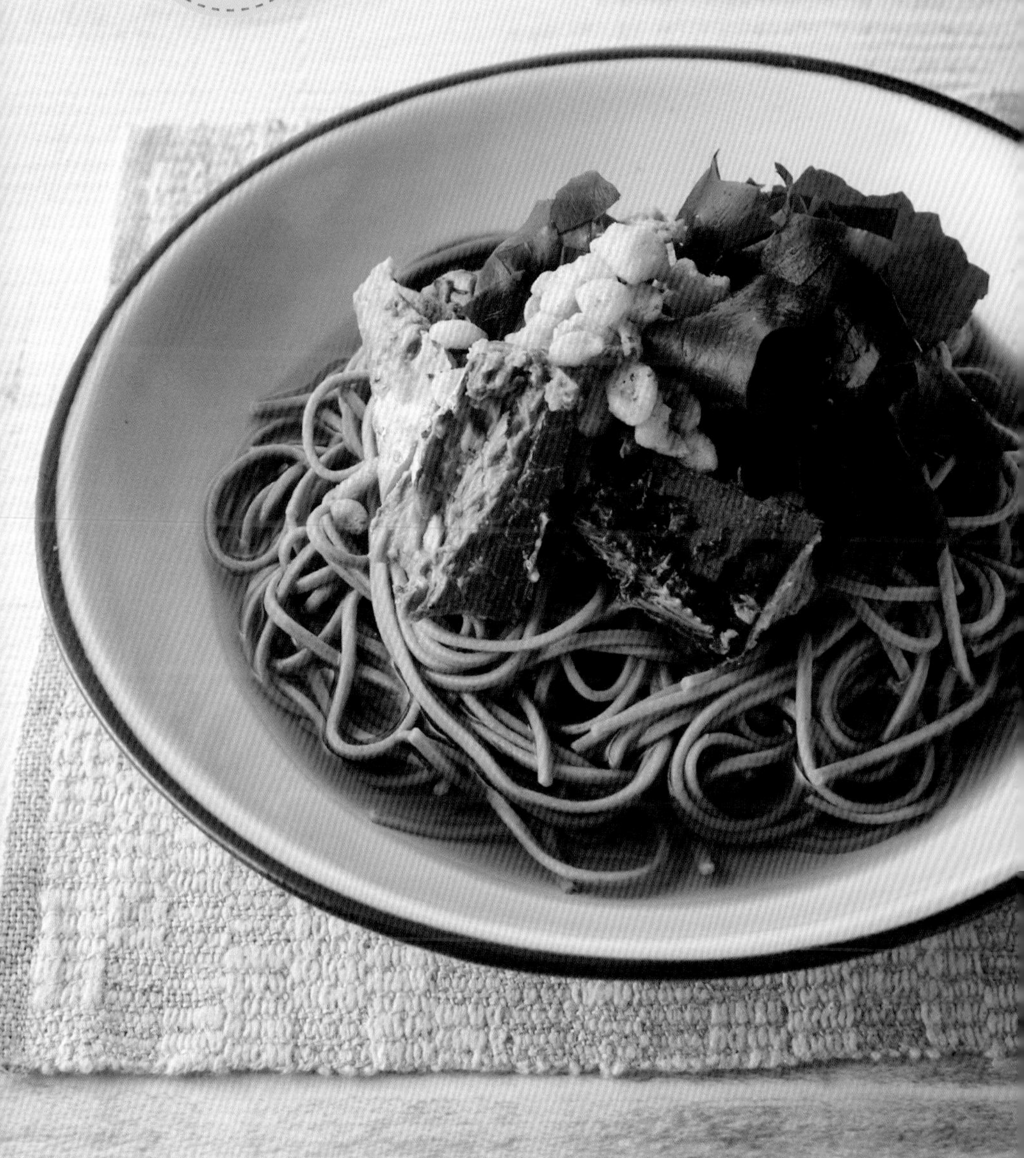

妊娠中に大切な鉄分と葉酸がバランスよく摂れる

すなぎもと豆苗の塩焼きそば レモン添え

材料（2人分）
すなぎも …… 120g
豆苗 …… 1パック（350g）
ザーサイ（瓶詰め）…… 40g
中華蒸し麺 …… 2玉
サラダ油 …… 大さじ1
塩 …… 小さじ½
こしょう …… 少々
レモンのくし形切り …… 2切れ

つくりかた

1 豆苗は根元を切って2等分に切る。ザーサイは食べやすい大きさに切る。

2 すなぎもは2等分に切って、薄皮を取り除き、細切りにする。

3 焼きそば麺は耐熱皿に入れてラップをふんわりとかぶせ600wの電子レンジで1分加熱し、ほぐす。

4 フライパンに油を入れて中火で熱し、すなぎもを入れて1～2分炒め、ザーサイを加えて油がなじむまで炒める。

5 麺を加えてほぐしながら2分ほど炒め、塩、こしょうで調味をし、豆苗を加えてさっと全体を混ぜる。器に盛ったら、レモンを添える。

葉酸は
ビタミンB群の一種で、
赤血球の生成を助ける働きが
あります。レバーや豆苗には
葉酸が豊富

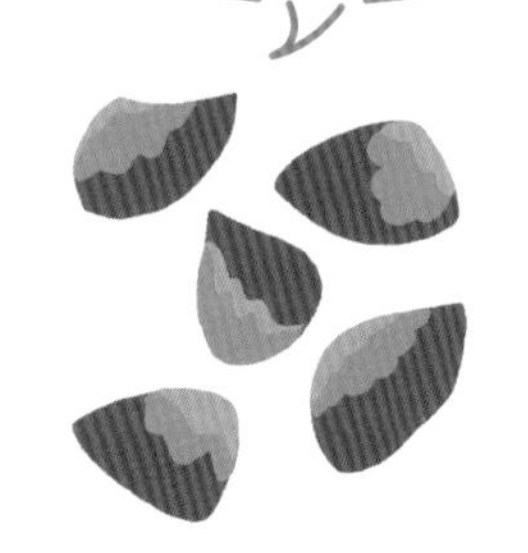

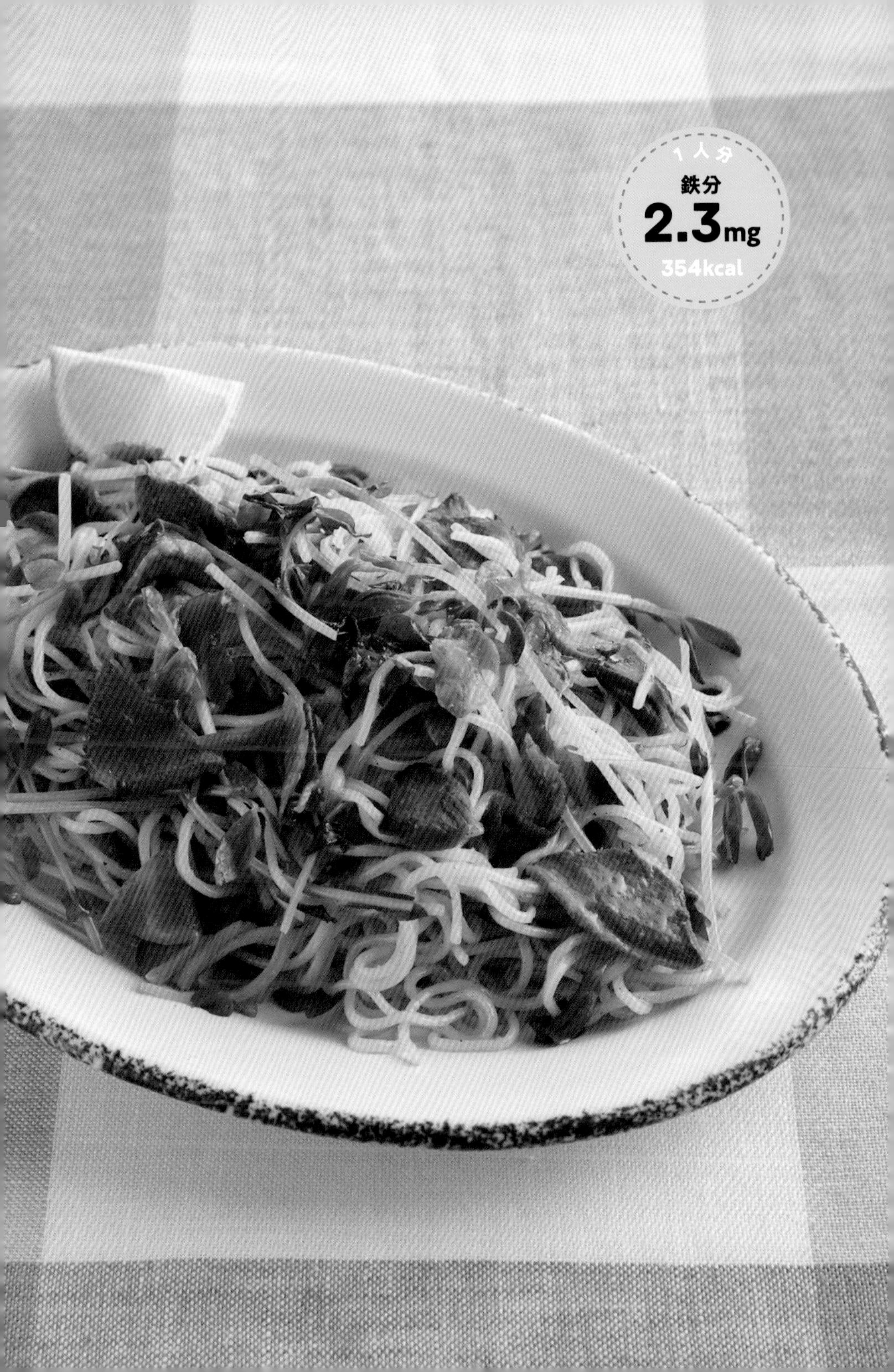
1人分
鉄分
2.3mg
354kcal

鉄分のかたまり“なまり節”を老若男女問わず大好きな味で！

なまり節のナポリタン

材料（2人分）

なまり節 …… 120g
ピーマン …… 2個
たまねぎ …… ¼個（50g）
パスタ …… 200g
オリーブ油 …… 大さじ1
A
- ケチャップ …… 大さじ4
- 塩 …… 小さじ¼
- こしょう …… 少々

粉チーズ …… 大さじ1

つくりかた

1 ピーマンは2等分に切って種を取り、ひと口大に切る。たまねぎは1cm幅に切る。なまり節は食べやすい大きさに手でほぐす。

2 鍋にたっぷりの湯を沸かし分量外の塩（水1ℓにつき塩小さじ1）を入れ、パスタを袋の表示より1分短く茹でて水気を切る。

3 フライパンに油を入れて中火で熱し、たまねぎを入れてしんなりするまで1〜2分炒め、ピーマン、なまり節を加えてさっと炒める。

4 **A**を加えてケチャップの水分をとばしながら炒め、パスタを加えて炒め合わせ、器に盛って粉チーズをふる。

イチオシ鉄分食材！

なまり節ってなに？

なまり節は生のかつおを茹でたり蒸したりした加工食品です。
栄養成分が凝縮されており、生のかつおと比較すると鉄分量は2倍以上にもなります。臭みがなく、未開封で2〜4ヵ月の保存が可能で、さまざまな料理に使うことができます。

なまり節については116ページで詳しく解説

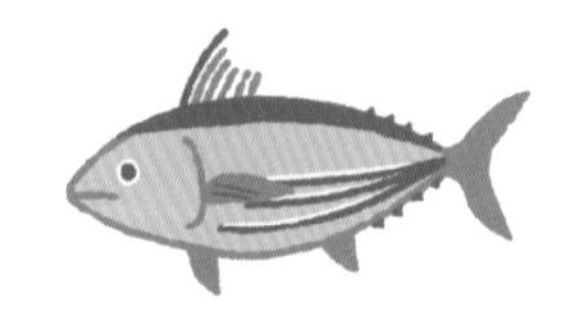

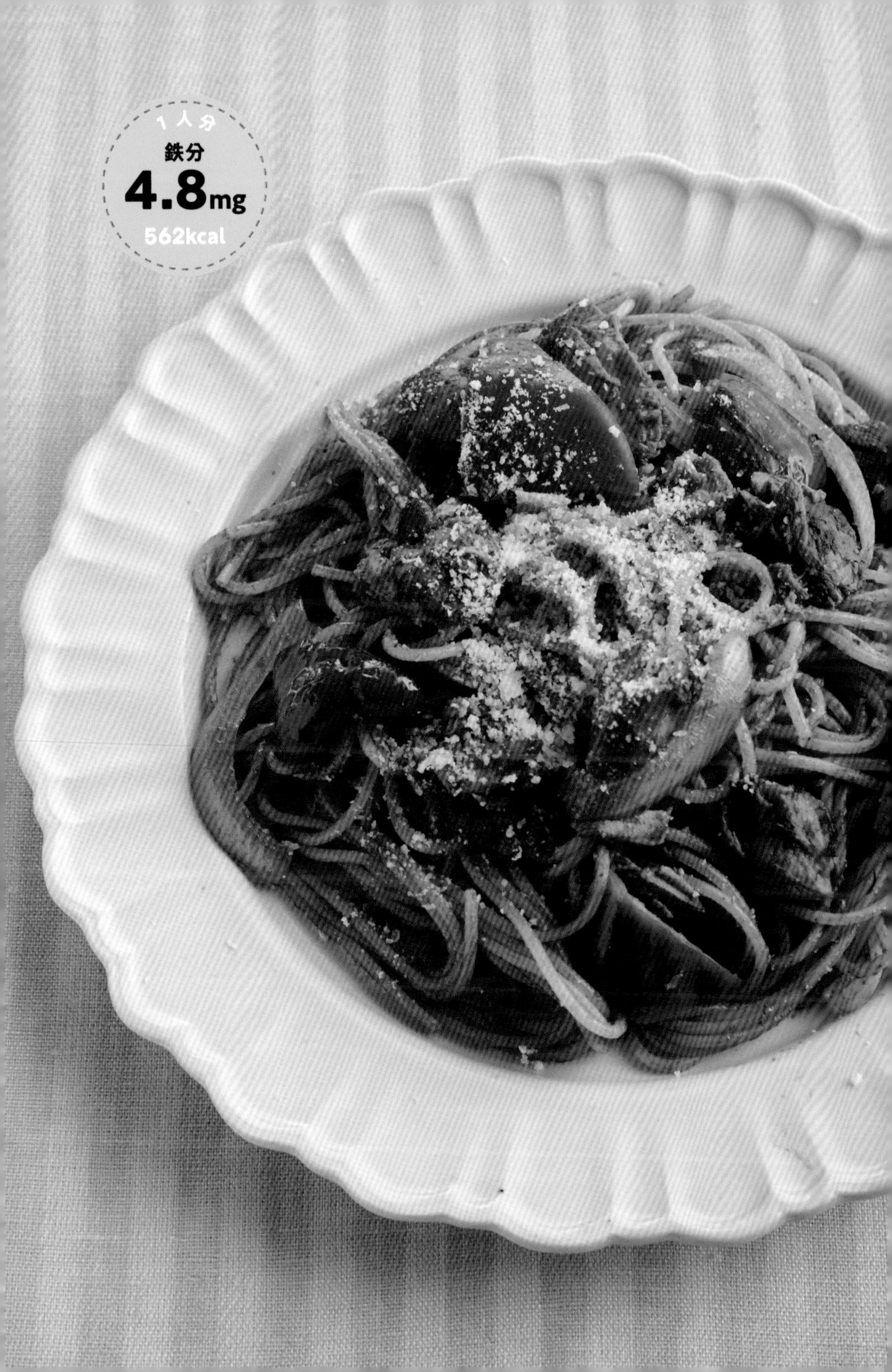
1人分
鉄分
4.8mg
562kcal

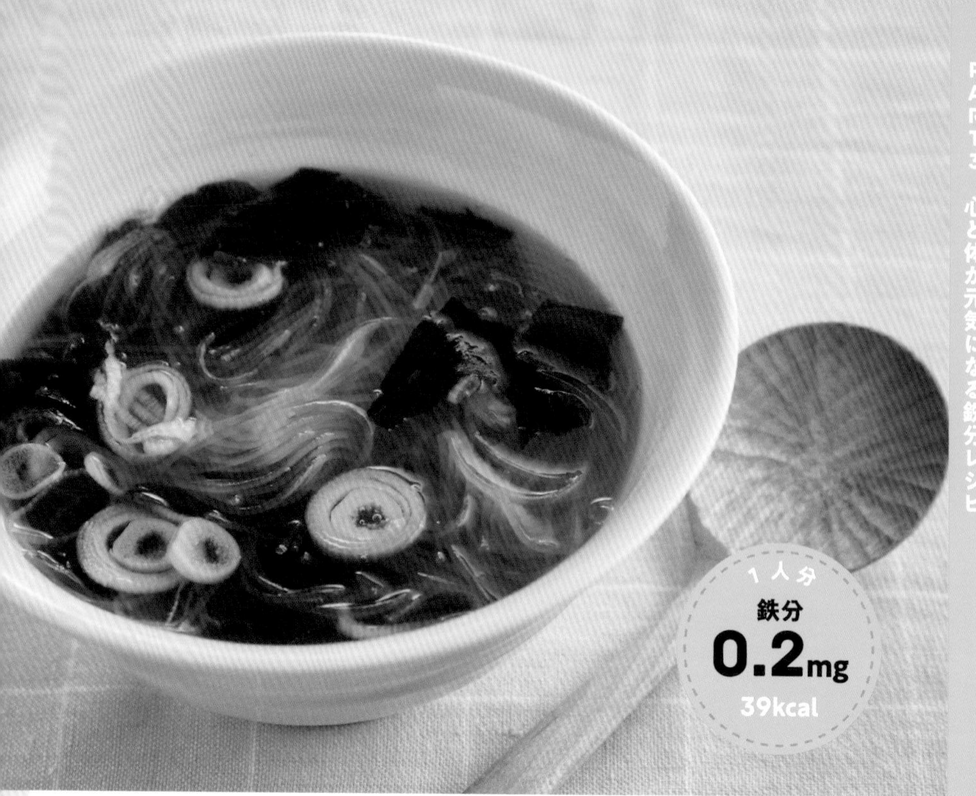

1人分
鉄分
0.2mg
39kcal

基本のレシピ

アレンジ自在！5分でできるミネラルスープ

わかめスープ

わかめはむくみ解消や美肌に効果的！

材料（2人分）
カットわかめ …… 大さじ1（2g）
はるさめ …… 20g
ねぎ …… 少々
鶏ガラスープの素 …… 小さじ½
塩 …… 小さじ⅓
こしょう …… 少々
水 …… 400mℓ

つくりかた

1 ねぎは小口に切る。

2 鍋に水、鶏ガラスープの素を入れて中火にかけ、煮立ったら塩、こしょう、はるさめを加えて4分煮て、わかめ、ねぎを加えて1分ほど煮る。

基本のレシピ
にちょい足し！

わかめスープに
鉄分食材をプラス！

乾燥きくらげ

水で戻してから石づきを切って、好みの大きさに切り、スープに加える。

乾燥きくらげ
（5g）
鉄分
1.8mg

鉄分量では、生きくらげより乾燥きくらげが圧勝！

高野豆腐（キューブタイプ）

78ページつくりかた2で、わかめ、ねぎとともに加える。

高野豆腐
（15g）
鉄分
1.1mg

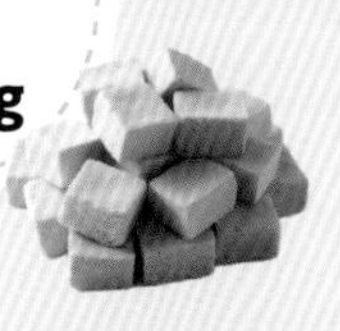

卵

小さいボウルなどに卵を割り入れて、箸で溶き、煮立っている鍋に少しずつ入れる。

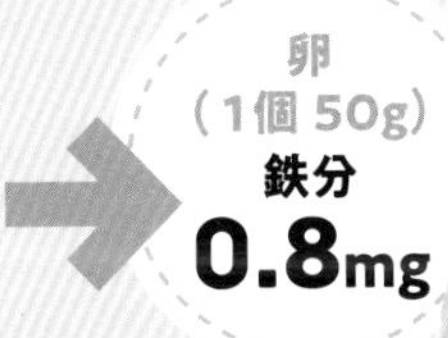

卵
（1個 50g）
鉄分
0.8mg

かきたまスープに！

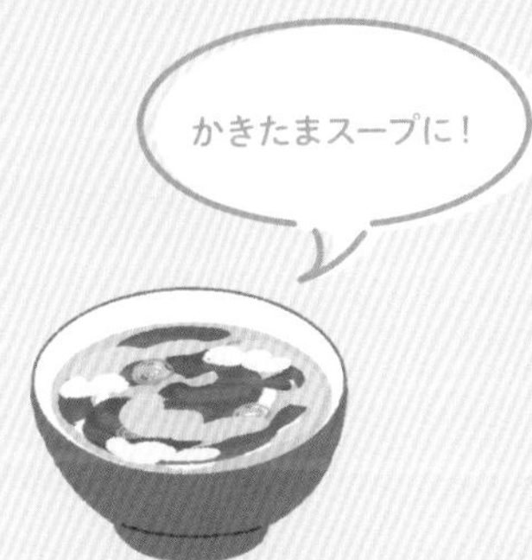

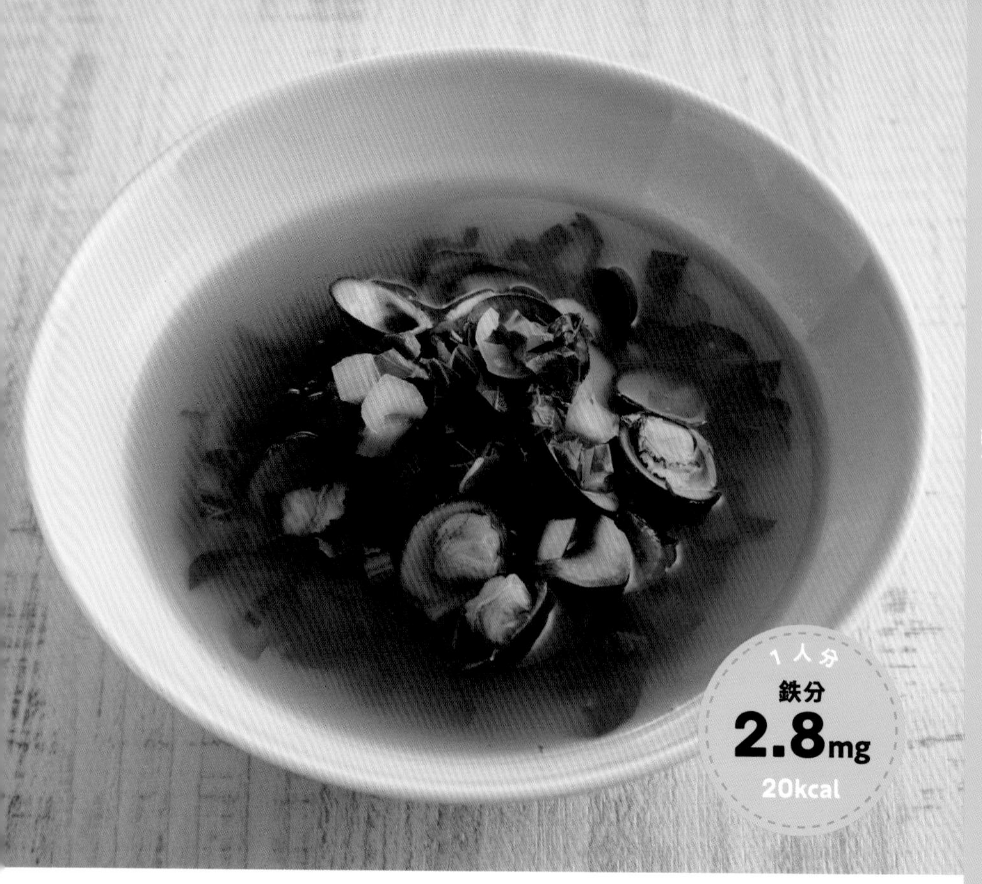

鉄分とうまみたっぷりのしじみで疲労回復

しじみと小松菜のスープ

材料（2人分）

しじみ（砂抜き済み）…… 200g
小松菜 …… 50g
しょうがの薄切り …… 3枚
しょうゆ …… 小さじ1
塩 …… 小さじ¼
水 …… 400ml

つくりかた

1 しじみは水で洗う。

2 小松菜は根元を少し切って小口に切る。しょうがは千切りにする。

3 鍋にしじみ、水、しょうがを入れて中火にかけ、しじみの口が開いたらしょうゆ、塩、小松菜を加えて小松菜がしんなりするまで煮る。

レンズ豆は多めに茹でて冷凍すればいつでも手軽に鉄分補給

レンズ豆の具だくさんトマトスープ

材料（2人分）

レンズ豆（皮つき、茹でたもの）
……100g
ベーコン……2枚（35g）
たまねぎ……¼個（50g）
にんじん……⅓本（50g）
パセリ……5g
オリーブ油……大さじ1

A
カットトマト缶……200g
水……200ml
塩……小さじ⅓
こしょう……少々

つくりかた

1 たまねぎは1cm幅に切って長さを半分に切る。にんじんは半月薄切りにする。パセリは粗くきざむ。ベーコンは1cm幅に切る。

2 鍋に油、ベーコン、たまねぎ、にんじんを入れて中火で熱し、たまねぎがすき通るまで炒める。

3 **A**、レンズ豆を加え、煮立ったらふたをして弱火で7〜8分煮る。

4 器に盛ってパセリをふる。

トマト缶やパセリが含む
ビタミンCで鉄分を
効率的に摂取！
1人分
鉄分
3mg
235kcal

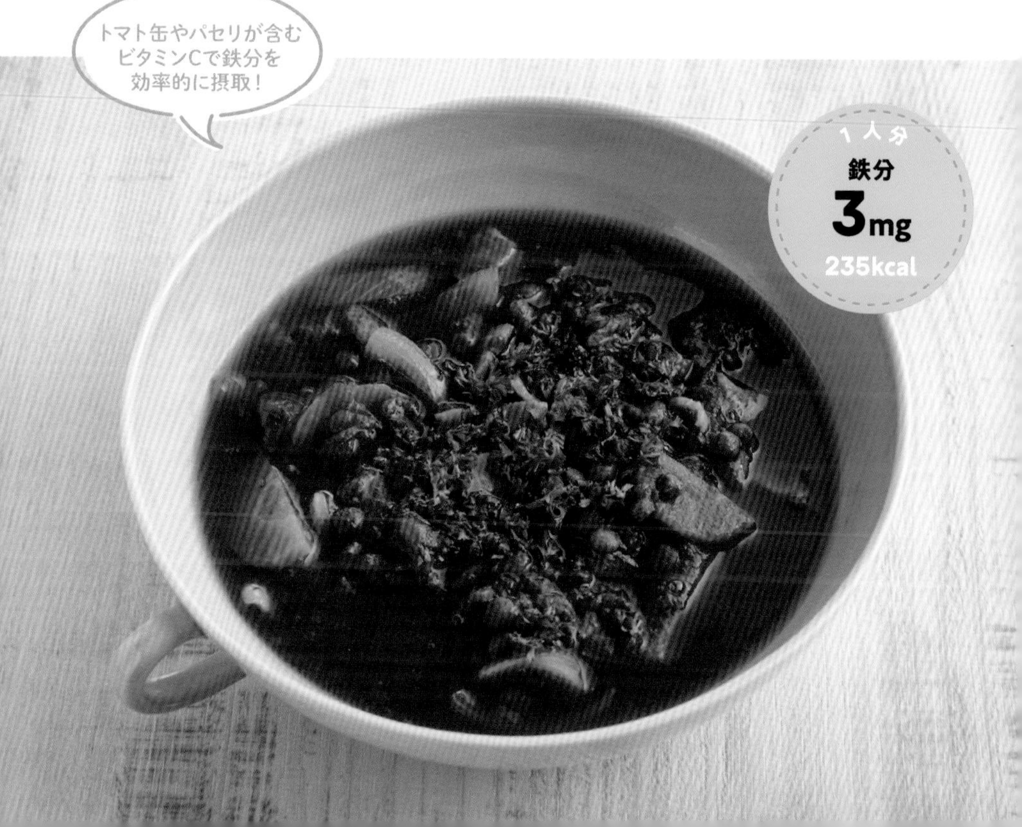

かぶの葉には、根の
約4倍ものビタミンCが！
鉄分やタンパク質、
βカロテン、ビタミンE
なども豊富
1人分
鉄分
2.8mg
169kcal

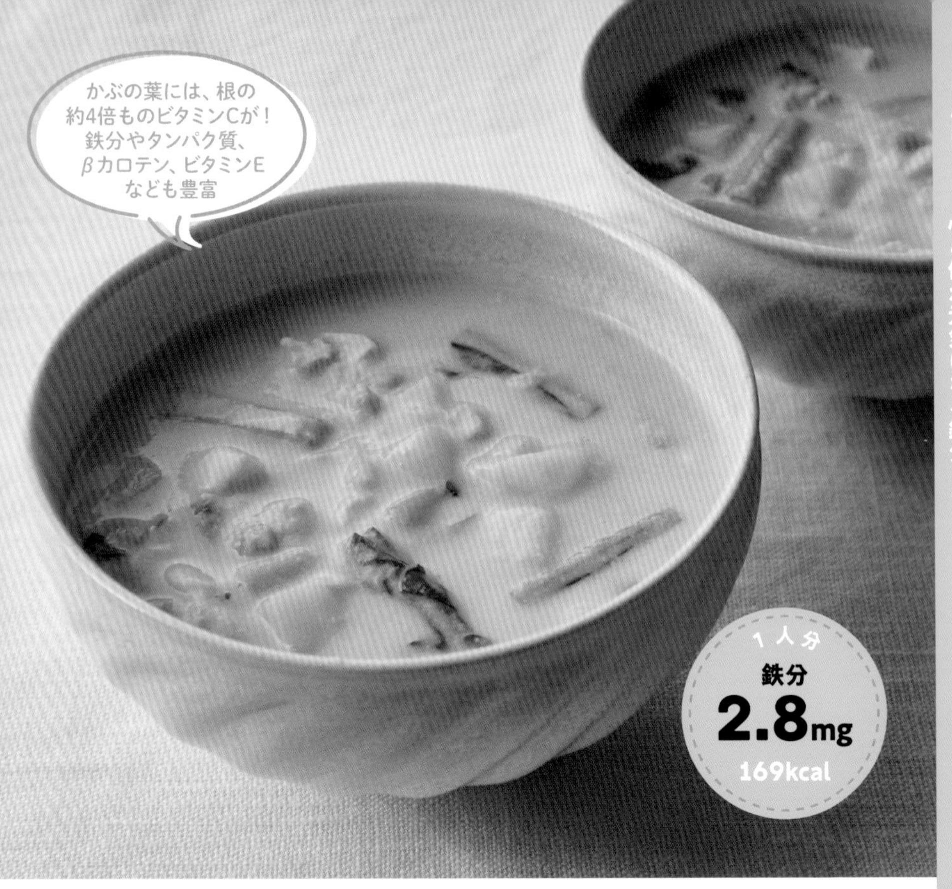

栄養豊富なかぶの葉が女性の健康をサポート

かぶと卵のコーンスープ

材料（2人分）

クリームコーン缶 …… 180g
かぶ …… 1個（100g）
水 …… 大さじ3
かぶの葉 …… 70g
卵 …… 1個
無調整豆乳 …… 200ml

A
- 鶏がらスープの素 …… 小さじ½
- 塩 …… 小さじ⅓
- こしょう …… 少々

つくりかた

1 かぶは葉を切って皮をむき、1cm角に切る。葉は3cm長さに切る。

2 鍋にかぶ、かぶの葉、水を入れてふたをして中火にかけ、ふつふつとしたら弱めの中火で2分蒸し茹でにする。

3 **2**にクリームコーン、豆乳を加えて中火にし、ふつふつとしたら**A**で調味をし、溶き卵を回し入れて卵が固まるまで煮る。

ヘム鉄豊富な牛肉で効率的に鉄分摂取！

牛こまと切り干しだいこんの中華スープ

材料（2人分）

牛切り落とし肉……100g
切り干しだいこん……15g
小松菜……100g
にんにく……½かけ
ごま油……大さじ1

A
酒……大さじ1
豆板醤……小さじ½～1
しょうゆ……大さじ1
塩……小さじ¼
砂糖……小さじ½
水……500ml

つくりかた

1 切り干しだいこんは水の中でもみ洗いをして水気を絞って食べやすい長さに切る。小松菜は3cm長さに切る。にんにくはすりおろす。

2 鍋に油、牛肉、にんにくを入れて中火にかけ、肉の色が変わるまで炒める。

3 **2**に**A**、切り干しだいこんを加えて混ぜ、煮立ったらふたをして弱火で5～6分煮る。

4 小松菜を加えてさっと煮る。

切り干しだいこんは
生のだいこんに比べ、
鉄分、カルシウム、
ビタミンなどの栄養価が高く
食物繊維も豊富！
1人分
鉄分
2.9mg
199kcal

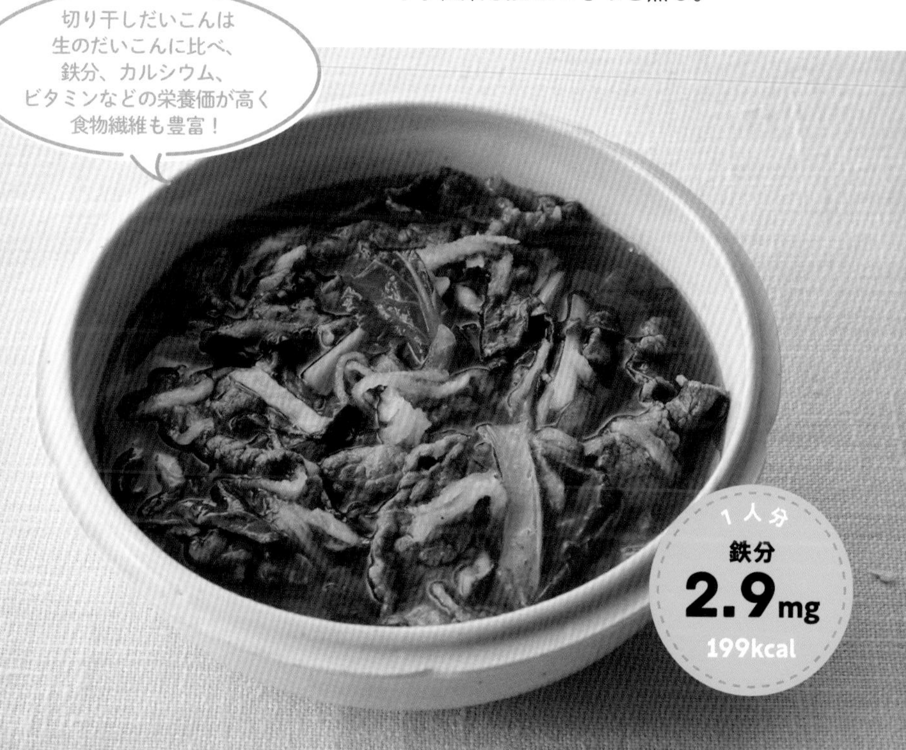

基本 朝食にもおやつにも夜食にも！ 腸活もばっちり

ヨーグルト（プレーン）

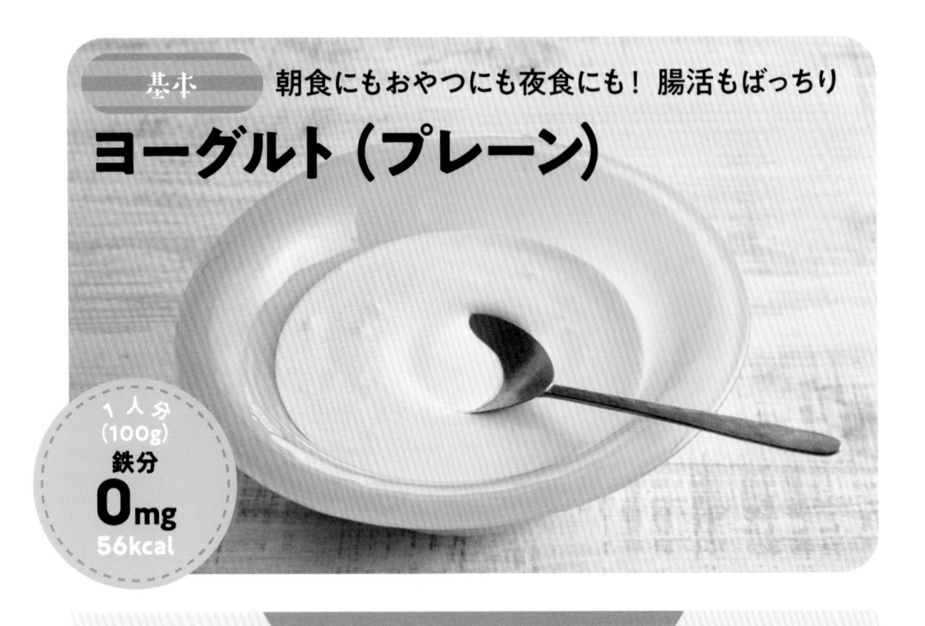

1人分（100g）
鉄分
0mg
56kcal

基本にちょい足し！

オートミール

お好みの量のオートミールにヨーグルトをかける。

オートミールはヨーグルトと混ぜてすぐに食べてもよいですが、冷蔵庫でひと晩おいてから食べるのもおすすめ。水分を吸ったオートミールがもちもちとした食感で、少量でも満足感が得られます。

きなこ

ヨーグルトにお好みの量のきなこをかける。

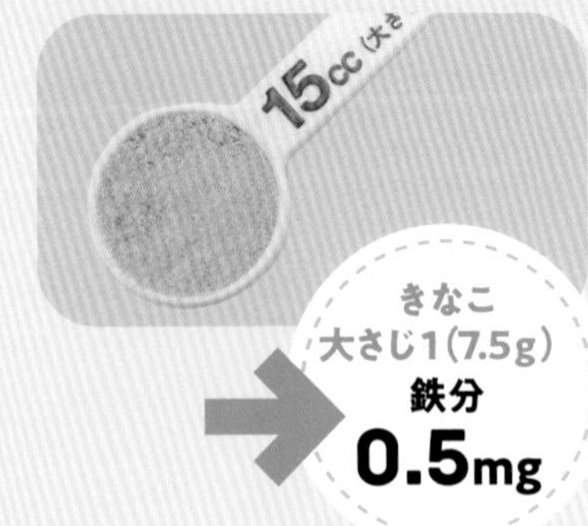

きなこ大さじ1（7.5g）
鉄分
0.5mg

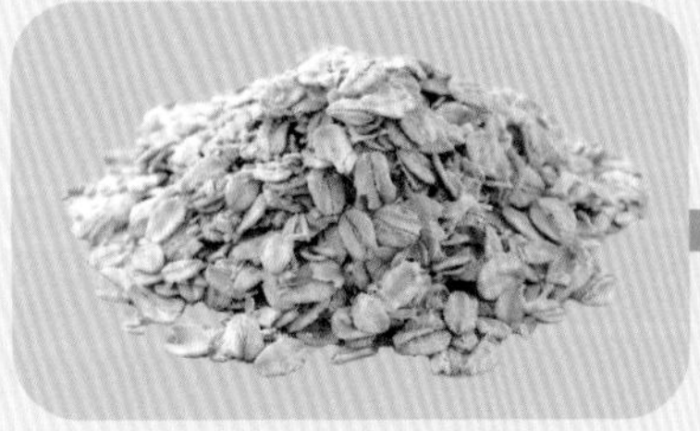

オートミール（40g）
鉄分
1.6mg

黒ごま

ヨーグルトにお好みの量の黒ごまをかける。

ごまには白や黒など種類がありますが、栄養成分はどれもほとんど同じです。ただし、いりごまよりもすりごまのほうが吸収率が格段に上がります。

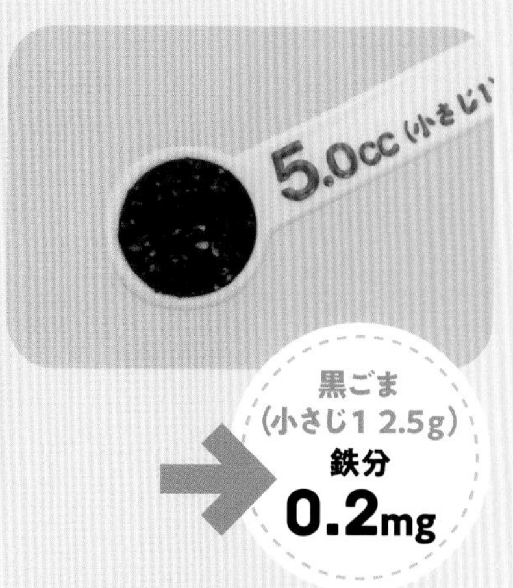

黒ごま
（小さじ1 2.5g）
鉄分
0.2mg

レーズン

ヨーグルトにお好みの量のレーズンを加える。

鉄分豊富な果物としてプルーンが有名ですが、実はレーズンの鉄分値はプルーンの2倍以上です。

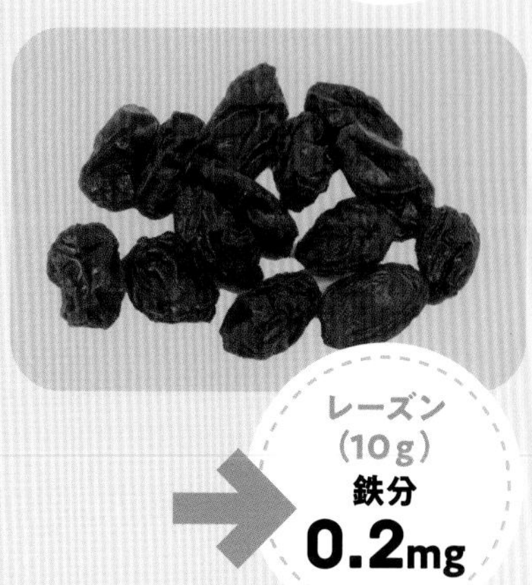

レーズン
（10g）
鉄分
0.2mg

アーモンドパウダー

ヨーグルトにお好みの量のアーモンドパウダーをかける。

アーモンドパウダーは、ビタミンEや不飽和脂肪酸を豊富に含みます。強い抗酸化作用があり、アンチエイジングにも効果的です。ただし、脂質が多いので適量を摂るようにしましょう。

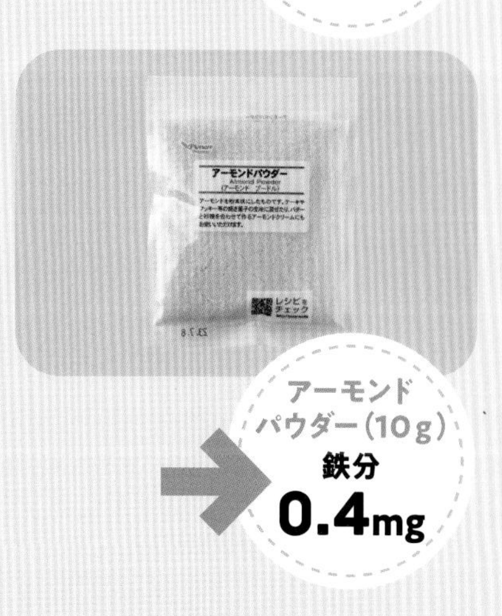

アーモンド
パウダー（10g）
鉄分
0.4mg

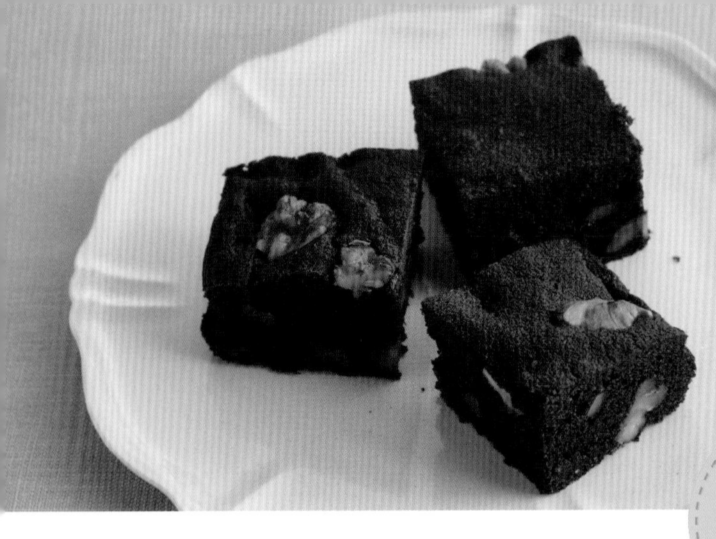

1個分
鉄分
1.8mg
258kcal

7種の鉄分食材でおいしいおやつに

くるみのブラウニー

材料（9個分）
※20×20 高さ3cmのスクエア型1台分

A
- バター …… 100g
- 砂糖 …… 60g
- 卵 …… 2個
- 無調整豆乳 …… 60ml

B
- 小麦粉 …… 60g
- ココア …… 30g
- アーモンドパウダー …… 30g
- ベーキングパウダー …… 小さじ1

ビターチョコレート …… 50g
くるみ …… 50g
レーズン …… 30g

〈準備〉
- チョコレートは細かくくだいて耐熱ボウルに入れて600wの電子レンジで20秒ほど加熱して溶かす（溶けなかった場合はさらに10秒ずつ加熱する）。
- バターを室温において指がすっと入るくらいまでやわらかくする。
- 卵はボウルに入れて溶きほぐす。
- くるみは粗みじんにする。
- レーズンは水で戻して水気をよく切る。
- **B**は合わせて2度ふるう。
- オーブンを180度に予熱する。

つくりかた

1 ボウルにバター、砂糖を入れてクリーム状になるまですり混ぜる。

2 **1**に卵を3回に分けて加えて、都度混ぜる（分離をしたらふるった粉類を大さじ2ほど混ぜるとよい）。

3 豆乳、チョコレートを加えて、都度混ぜる。

4 ふるった粉類を加えて粉っぽさがなくなるまで混ぜる。

5 くるみ、レーズンを加えて混ぜる。

6 型に入れて平らにならし180度で20分ほど焼く（竹串を刺してなにもついてこなければ焼き上がり）。

たっぷり鉄分&食物繊維でお腹も満足

オートミールとアーモンドのクッキー

材料（12個分）

A
- 小麦粉 …… 100g
- ベーキングパウダー …… 小さじ ⅓
- 砂糖 …… 30g

無調整豆乳 …… 大さじ 2
太白ごま油 …… 大さじ 3
オートミール（クイックオーツ） …… 40g
アーモンド（いり・無塩）…… 50g

つくりかた

1 アーモンドは粗くきざむ。

2 ボウルに**A**を入れて泡立て器でよく混ぜる。

3 **2**の真ん中をくぼませて豆乳、油を入れて、粉類を少しずつ混ぜながらゴムベラで全体に混ぜる。

4 オートミール、アーモンドを加えて手で生地をふたつに折りたたみながら全量を混ぜ込む。

5 12等分にして直径5cmほどに丸く成形し、170度のオーブンで20分焼く。

1枚分
鉄分
0.4mg
109kcal

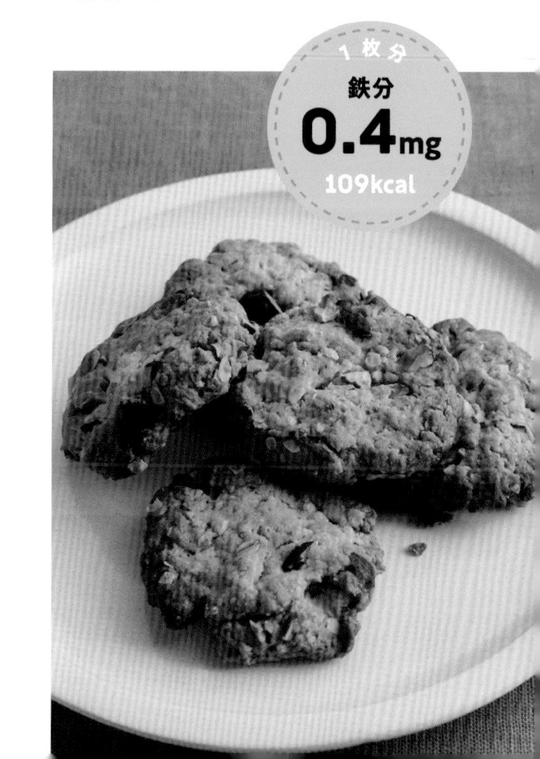

イチオシ鉄分食材！

話題の食品「オートミール」の種類

オートミールは、イネ科の穀物であるオーツ麦を加工した食品。栄養豊富で、いくつかの種類があります。

●スティールカットオーツ
オーツ麦の外皮を取り除き、2～3個に割ったもの。加熱調理が必要で、調理時間は最短で20分ほど。ぷちぷちとした食感が特徴。

●ロールドオーツ
オーツ麦の外皮を取り除き蒸して薄く伸ばしたもの。短時間調理が可能。

●クイックオーツ
ロールドオーツを細かくしたもので、もっとも一般的。調理時間は2分ほどでOK。

●インスタントオーツ
ロールドオーツを調理して乾燥させたもの。調理せずに食べられる。

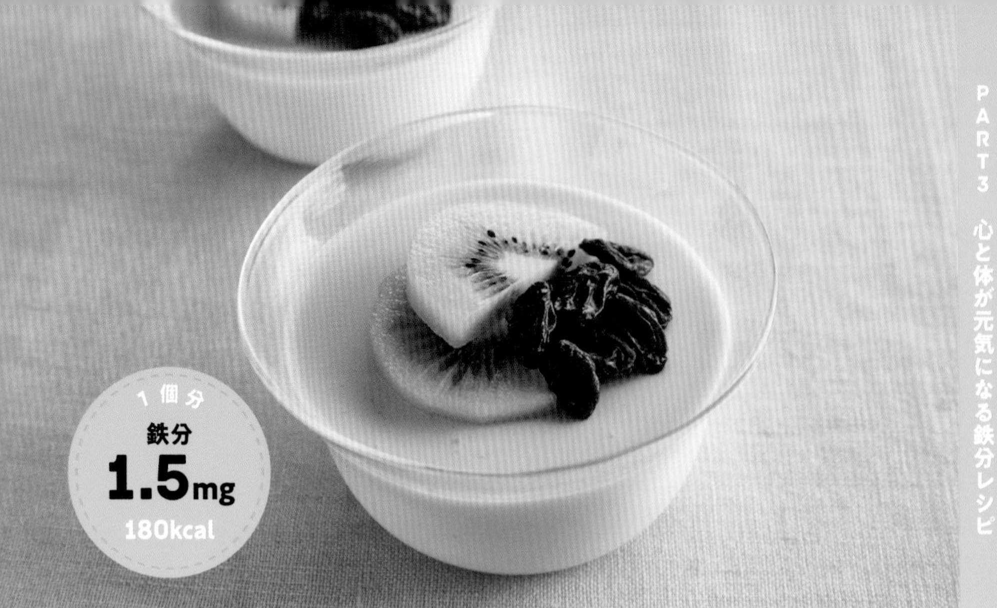

豆乳の非ヘム鉄をフルーツのビタミンCでしっかり吸収

豆乳ヨーグルトプリン レーズン、キウイのっけ

材料（2個分）
無調整豆乳 …… 200ml
プレーンヨーグルト …… 100g
砂糖 …… 30g
ゼラチン …… 5g
水 …… 大さじ3
キウイフルーツ …… 2切れ（30g）
レーズン …… 20g

つくりかた

1 ボウルに水を入れ、ゼラチンを加えてしとらせる。

2 小鍋に豆乳、砂糖を入れて弱めの中火にかけて砂糖が溶けたら火を止め、**1**を加えてよく混ぜ、溶かす。溶ければよいので沸騰させないのがポイント。

3 ボウルに水を入れて**2**の鍋をつけて常温まで冷ます。

4 ヨーグルトをボウルに入れて、**3**を大さじ2ほど加えて混ぜてから、**3**のボウルに加えてよく混ぜる。

5 型に分け入れて、粗熱が取れたら冷蔵庫で2時間以上冷やし固める。

6 キウイ、レーズンをのせる。

次ページからは作りおきレシピを紹介！

ラクにおいしく安全に食べるために

鉄分レシピ作りおきの基本

体内の鉄分量アップのカギは、鉄分を多く含んだ食事を
毎日コツコツと食べ続けること。そこで、おすすめなのが作りおき。
ここでは、作りおきの基本的なルールを紹介します。

保存の5つのルール

清潔な容器を使う。

容器の水気はしっかりふき取る。

材料はしっかりと加熱する。

必ず粗熱を取ってから保存する。

冷蔵庫で保存し、保存期間内に食べ切る。

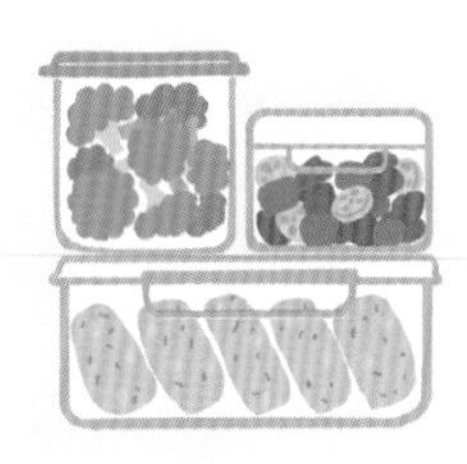

保存容器の種類と特徴

保存容器の特徴に合わせて、適した料理を選びましょう。

耐熱ガラス

色移り、におい移りがなく中身が見えるのが特徴。

電子レンジ ○
オーブン ○

ホーロー

色移り、におい移りがなく、直火調理可能。

電子レンジ ×
オーブン ○

耐熱プラスチック

安価で軽量なので使いやすいが、色移り、におい移りあり。

電子レンジ ○
オーブン ×

※耐熱プラスチックについては、本体とふたで仕様が異なる場合もあるので表記を要確認。

鉄分といえばレバー！ 貧血気味の人の強い味方

鶏レバーとれんこんのバルサミコ煮

材料（8食分）

鶏レバー …… 300g
れんこん …… 150g
にんにく …… ½ かけ
オリーブ油 …… 大さじ 1

A
バルサミコ酢 …… 大さじ 2
しょうゆ …… 大さじ 2
砂糖 …… 大さじ ½

つくりかた

1 下処理したレバーの水気を切って軽くふいて水分を取る。

2 れんこんはよく洗い、皮つきのまま乱切りにして、水にさっとさらして水気を切る。にんにくは包丁の背でつぶす。

3 フライパンに油、レバー、にんにくを入れて中火で炒め、レバーの色が変わったられんこんを加えて2分ほど炒め、ふたをして弱めの中火で4分蒸し焼きにする。

4 **A**を加え、水分がほぼなくなるまで中火で混ぜながら煮詰める。

イチオシ鉄分食材！

レバーの下処理

1 レバーを心臓と肝臓に分けて、脂肪や筋を取り除く。

2 心臓は中心に包丁を入れて縦半分に切る。肝臓はかたまりが２つ繋がっている部分を切り離し、大きいほうのかたまりはさらに縦半分に切る。

3 ボウルに真水を張り、**2**を入れる。10分ほどおき、水が濁ってきたらとりかえる。水がほとんど濁らなくなるまでこれを３回ほど繰り返す。

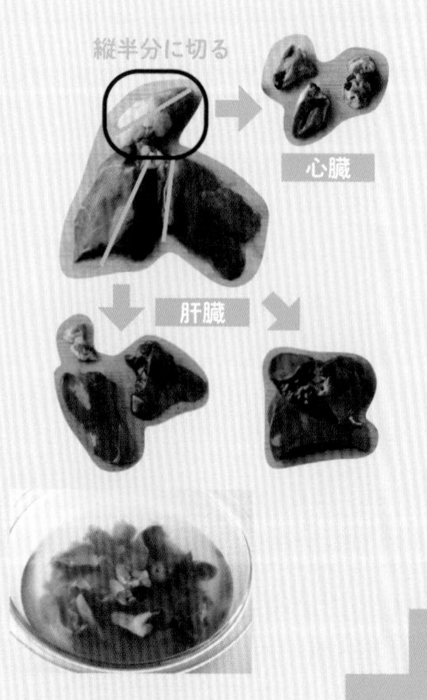

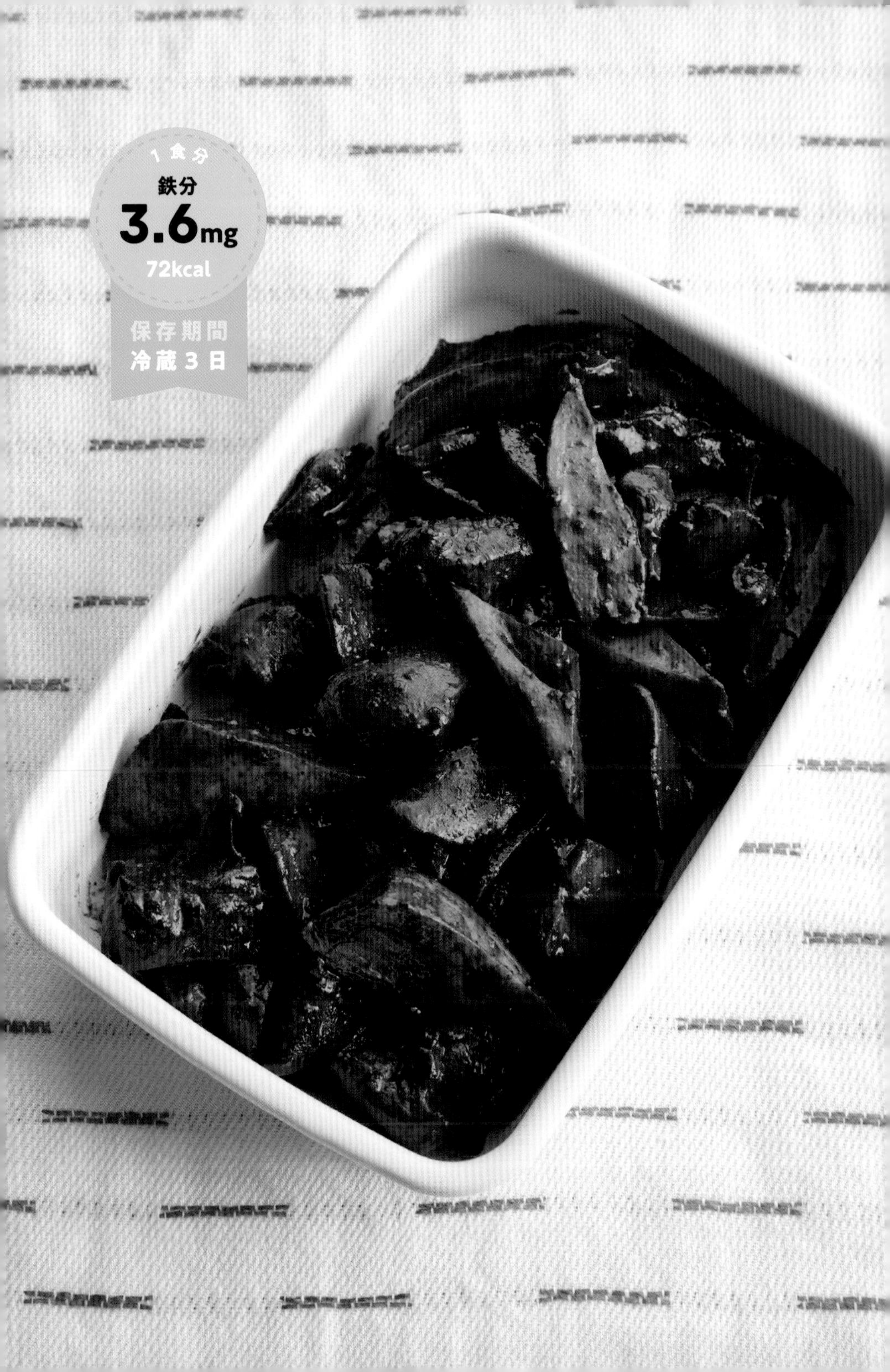
1食分
鉄分
3.6mg
72kcal
保存期間
冷蔵3日

大豆由来のフェリチン鉄をスパイシーなかんたん煮込み料理で

大豆のチリコンカン

材料（4食分）

合いびき肉 …… 200g
蒸し大豆 …… 200g
たまねぎ …… ½個（100g）
おろしにんにく …… ½かけ分
オリーブ油 …… 大さじ2

A
- 水 …… 100ml
- カットトマト缶 …… 200g
- チリパウダー …… 小さじ1
- 塩 …… 小さじ1
- こしょう …… 少々

パセリ …… 15g（葉のみ）

つくりかた

1 たまねぎは1cm角に切る。パセリは粗くきざむ。

2 フライパンに油を入れて中火で熱し、たまねぎを入れて2分ほど炒め、合いびき肉、にんにくを加え、肉の色が変わるまで炒める。

3 **A**、大豆を加え、煮立ったらふたをして弱火で10分煮る。パセリを加えて混ぜる。

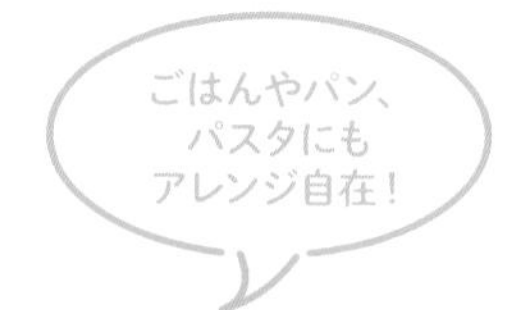

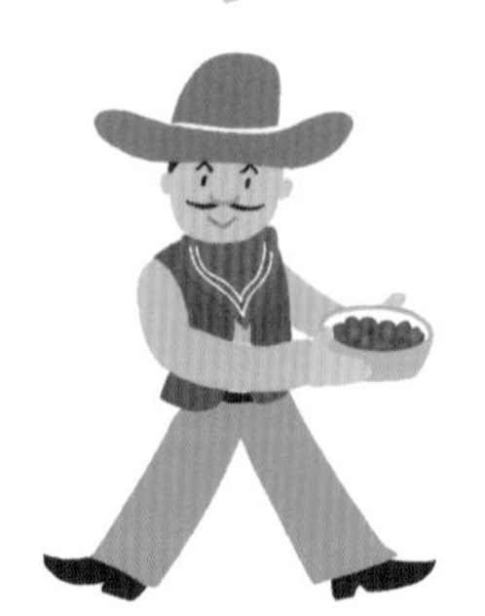

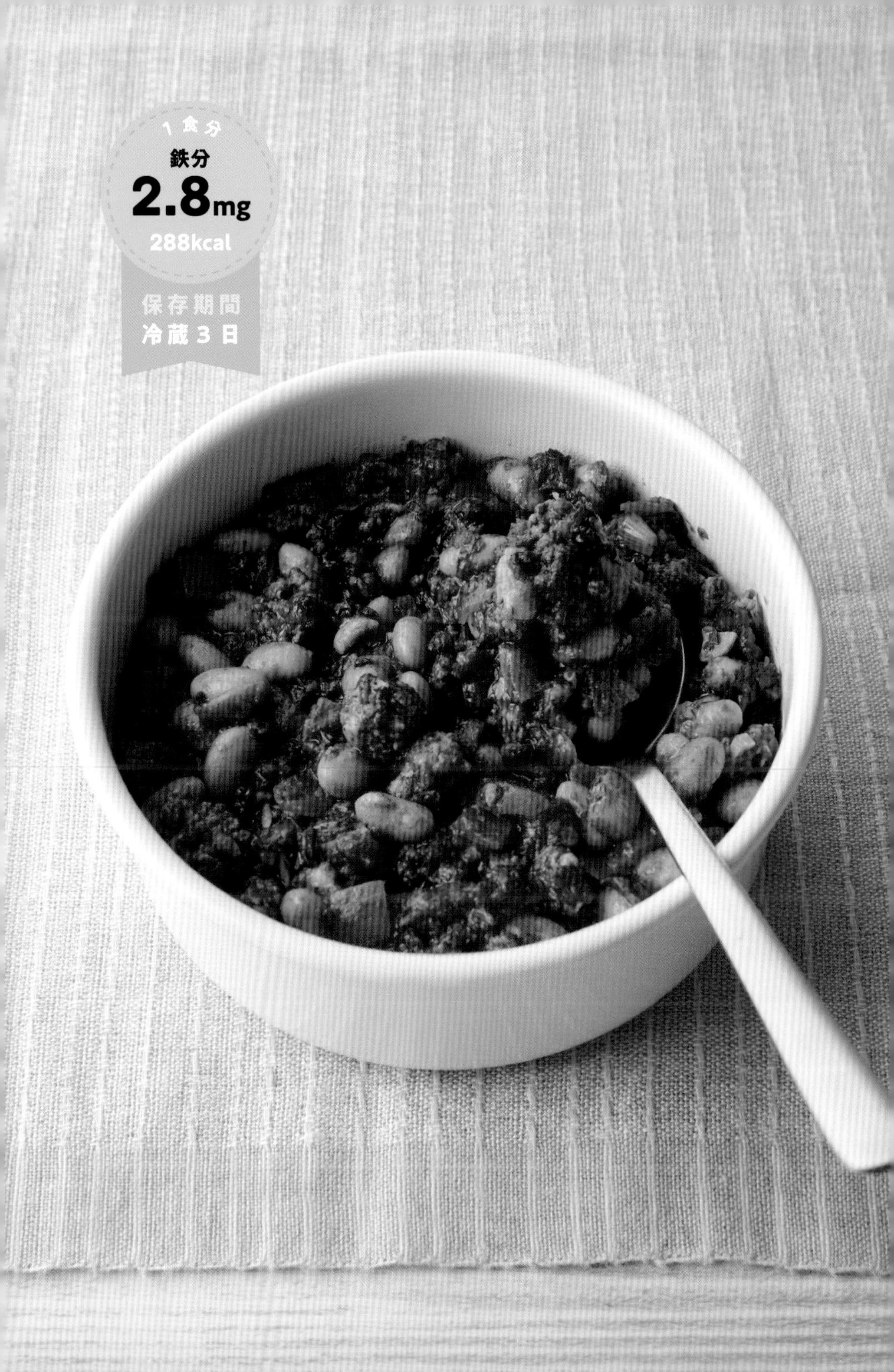
1食分
鉄分
2.8mg
288kcal
保存期間
冷蔵3日

鉄分や亜鉛の多い赤身肉を選んで肌や髪に潤いをチャージ

牛肉とえのきの甘辛煮

材料（4食分）

牛切り落とし肉 …… 200g
えのきたけ …… 200g
しょうが薄切り …… 3枚
赤とうがらし …… 1本
サラダ油 …… 大さじ½

A
酒 …… 大さじ2
しょうゆ …… 大さじ1と½
みりん …… 大さじ2
砂糖 …… 小さじ1

つくりかた

1 えのきは3等分に切る。しょうがは細切りにする。赤とうがらしは種を取って小口に切る。

2 フライパンに油を入れて中火で熱し、牛肉、しょうが、赤とうがらしを入れて肉の色が変わるまで炒め、えのきを加えて油がなじむまで炒める。

3 **A**を加え、煮立ったらふたをして弱火で5〜6分煮る。ふたを取って火を強め煮汁がほぼなくなるまで煮詰める。

えのきに含まれるビタミンDは脂溶性。油と一緒に摂ると吸収率アップ！

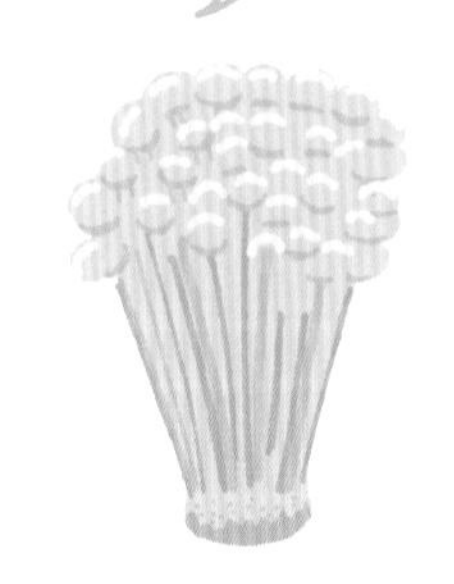

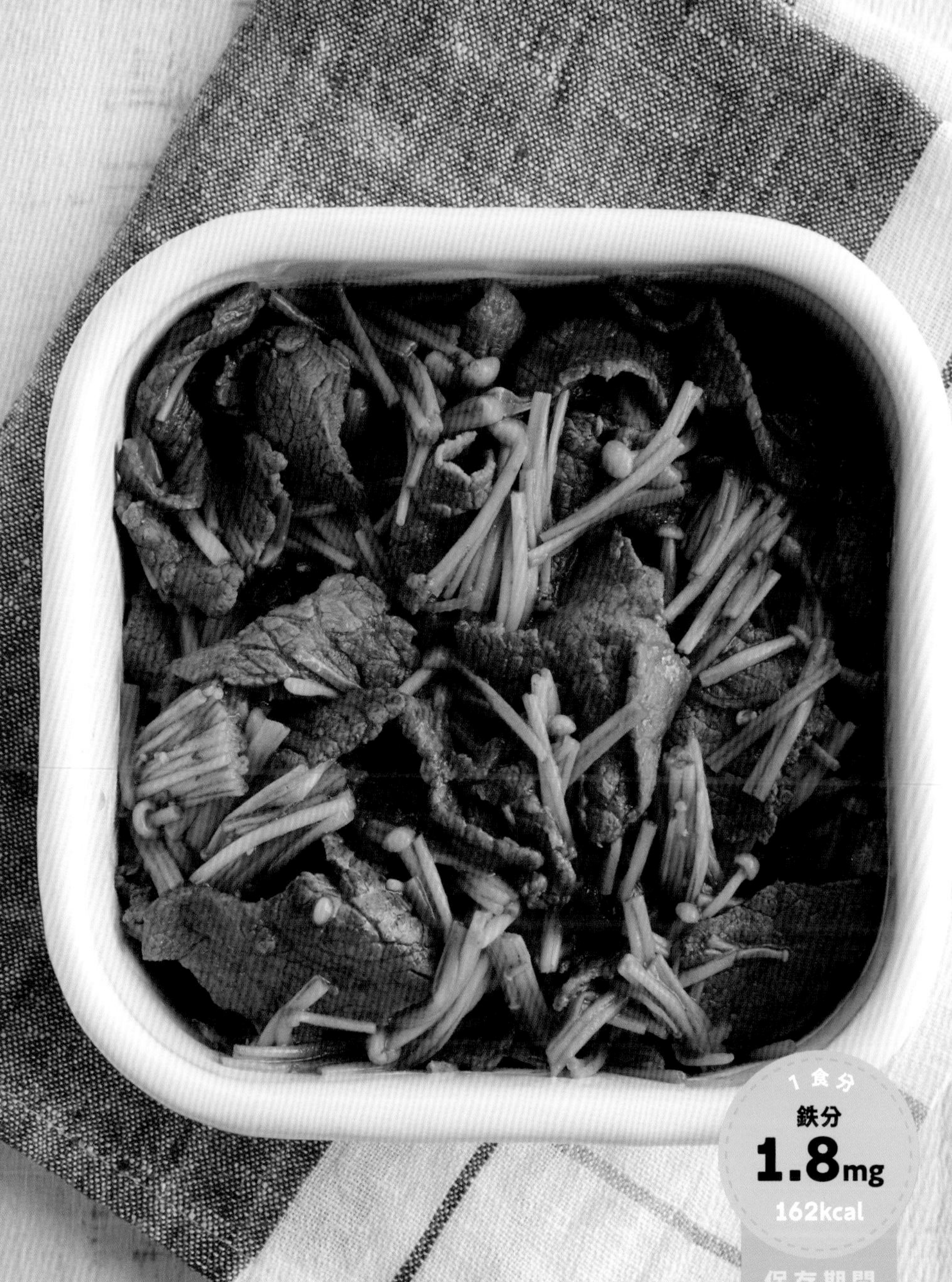

1食分
鉄分
1.8mg
162kcal

保存期間
冷蔵3日

枝豆は豆と野菜の栄養素をあわせもつハイブリット鉄分食材

枝豆入りつくね

材料（10個分）

豚赤身ひき肉 …… 300g
卵 …… 小1個
枝豆（冷凍）…… 100g
片栗粉 …… 大さじ1
A
長ねぎ …… 1/4本（50g）
酒 …… 大さじ1
おろししょうが …… 小さじ1
塩 …… 小さじ1/3
サラダ油 …… 大さじ1/2

つくりかた

1 長ねぎはみじん切りにする。枝豆は解凍してさやからはずしボウルに入れて片栗粉をまぶす。

2 **1**のボウルに豚肉、卵を加えて混ぜ、**A**を加えて粘りが出るまで混ぜ、10等分に分けて小判型に成形する。

3 フライパンに油を入れて中火で熱し、**2**を入れて2分ほど焼き、裏返してふたをして弱火で4〜5分焼く。

イチオシ鉄分食材！

枝豆の代わりに蒸し大豆を使ってもGood！

蒸し大豆は、冷凍の枝豆同様タンパク質も豊富で、すぐに使えるお手軽食材。冷凍の枝豆の代わりにつくねに入れることもできます。

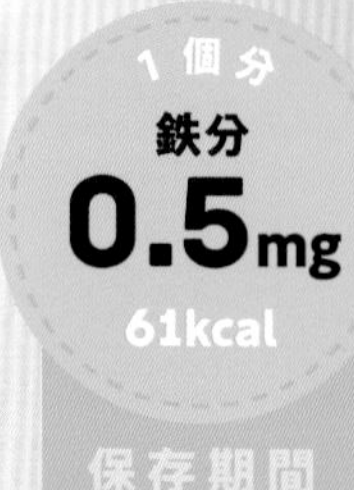
1個分
鉄分
0.5mg
61kcal

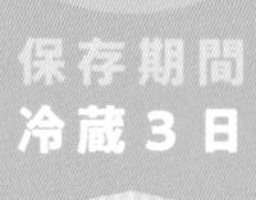
保存期間
冷蔵3日

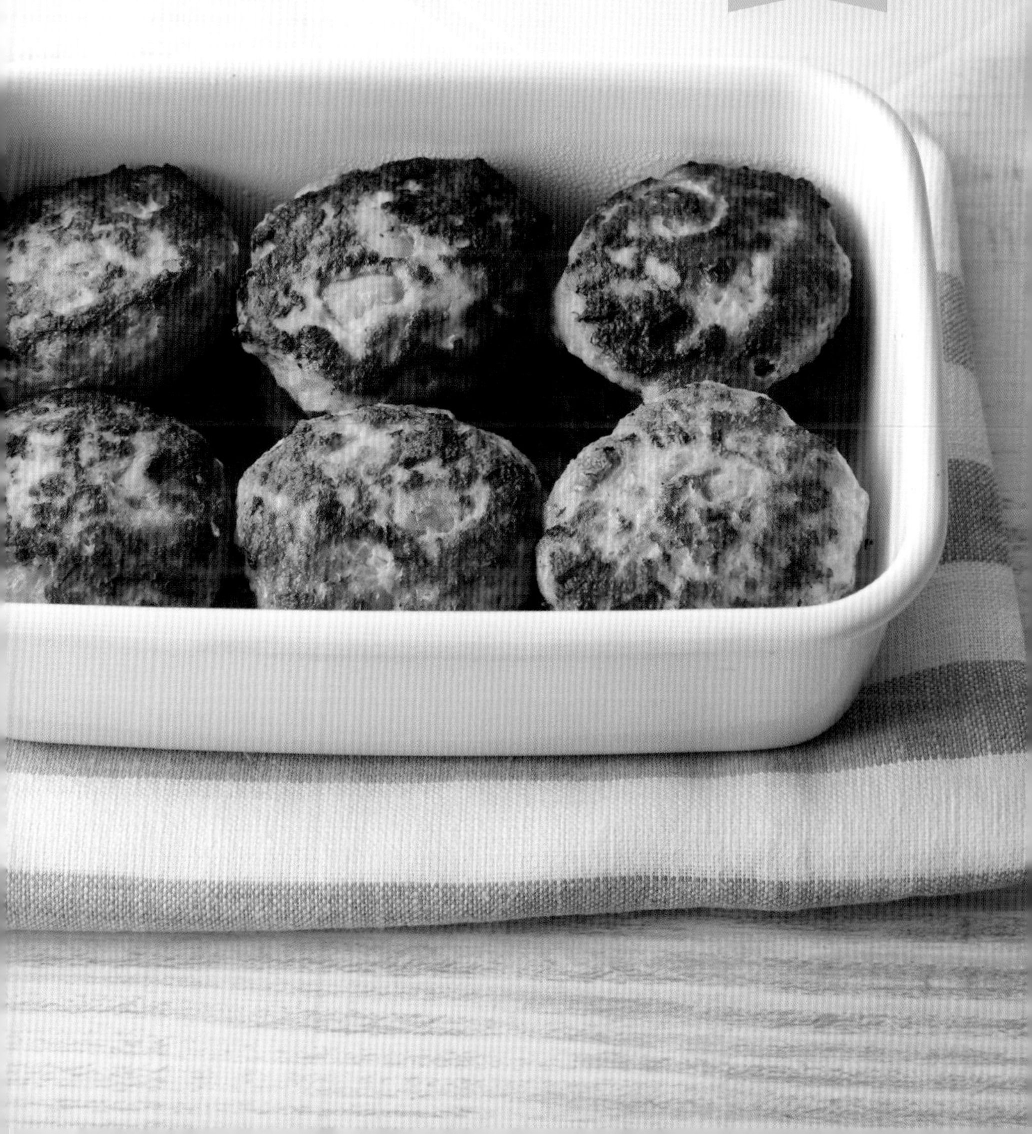

栄養の宝庫“ブロッコリー”で免疫力アップ

ブロッコリーのごま和え

材料（4食分）

ブロッコリー …… 1個（300g）

水 …… 100ml

A
- ツナ缶（油漬け） …… 1缶（70g）
- すりごま …… 大さじ4
- しょうゆ …… 大さじ1
- 砂糖 …… 小さじ1

※ツナ缶はホワイトツナを缶汁ごと使用。

つくりかた

1 ブロッコリーは小房に分けて茎は皮をむいて薄切りにする。

2 フライパンにブロッコリー、水を入れてふたをして中火で熱し、煮立ったら1分半蒸し茹でにしてザルに上げて水気を切る。

3 ボウルに**A**を入れて混ぜ、**2**を加えて混ぜる。

イチオシ鉄分食材！

ツナ缶の種類と選びかた

「ツナ」はまぐろやかつおなどの魚の総称。ひと口にツナ缶といっても、さまざまな種類があります。原料ごとにその特徴を紹介します。

原料

●びんながまぐろ

脂肪分が少なく、ツナ缶の中でも鉄分値をはじめとして栄養価が高い。値段も少し高め。肉質が白身なので、「ホワイトツナ」と呼ばれる。

（油漬け）
100g あたり
鉄分
1.8mg
（油漬け）
100g あたり
鉄分
0.5mg

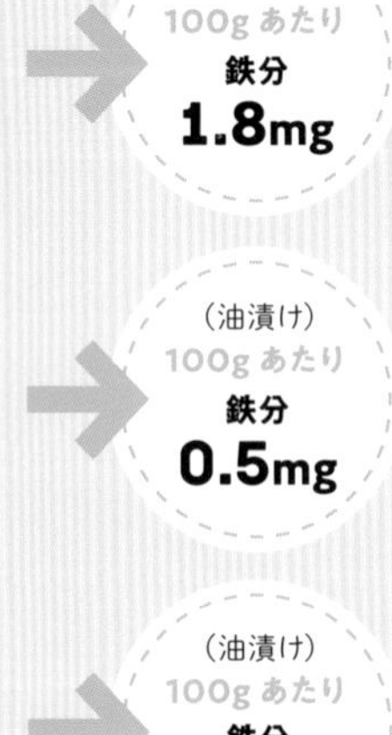

●きはだまぐろ、めばちまぐろ

スーパーなどでよく見るタイプのツナ缶。価格が手ごろで「ライトツナ」とも呼ばれる。肉質は柔らか。

●かつお

「マイルド」「ライト」とも呼ばれる。肉質は赤身で柔らかく、魚のうまみが強い。価格はライトツナ同様に手ごろ。

（油漬け）
100g あたり
鉄分
0.9mg

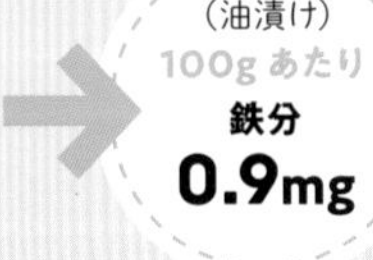

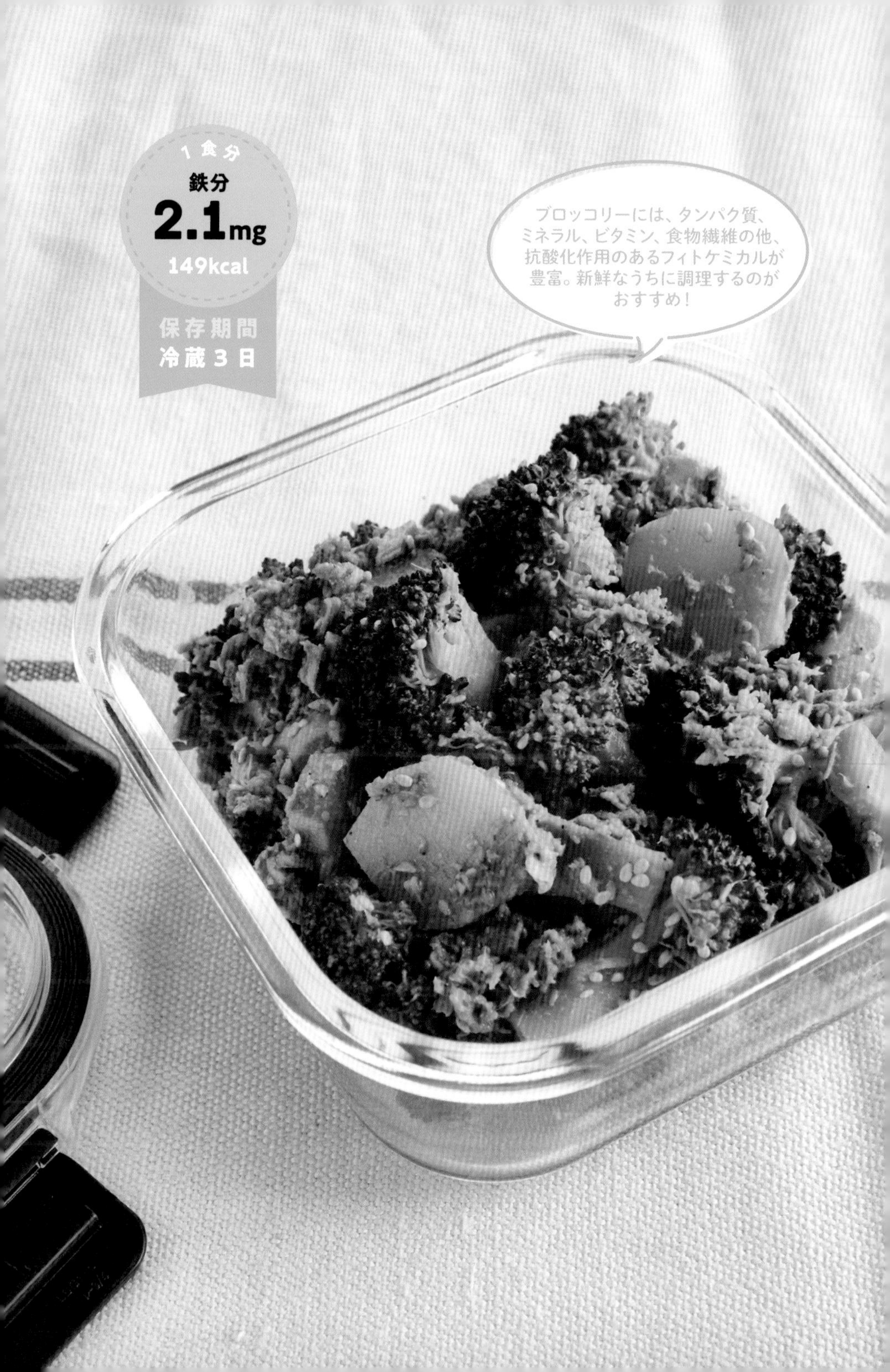
1食分
鉄分
2.1mg
149kcal
保存期間
冷蔵3日
ブロッコリーには、タンパク質、ミネラル、ビタミン、食物繊維の他、抗酸化作用のあるフィトケミカルが豊富。新鮮なうちに調理するのがおすすめ！

鉄分、ビタミンD、食物繊維と栄養豊富なかんたんふりかけ

きくらげと小松菜のおかか梅炒め

材料（4食分）

乾燥きくらげ …… 5g

小松菜 …… 200g

サラダ油 …… 大さじ½

A
- しょうゆ …… 大さじ½
- 砂糖 …… 小さじ1
- 梅干し …… 1個（20g）

かつお節 …… 5g

つくりかた

1 きくらげはたっぷりの水で戻し、石づきを切って細切りにする。

2 小松菜は根元を少し切って8㎜幅に切る。梅干しは種を取ってたたく。

3 フライパンに油を入れて熱し、きくらげを入れて中火で1〜2分炒め、小松菜を加えてしんなりしたら**A**を加えて炒め合わせ、かつお節を加えて混ぜる。

イチオシ鉄分食材！

きくらげは生より乾燥がおすすめ！

きくらげには、骨粗しょう症や貧血予防に効果的で腸内環境を整え、免疫力を高める働きがあります。乾燥きくらげは生と比べ、鉄分をはじめとして栄養価全般がかなり高く、うまみ成分が凝縮しています。

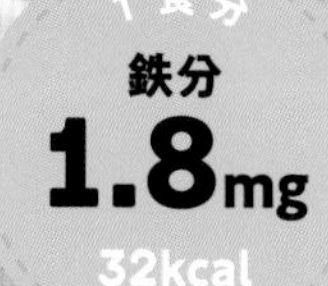
1食分
鉄分
1.8mg
32kcal
保存期間
冷蔵3日

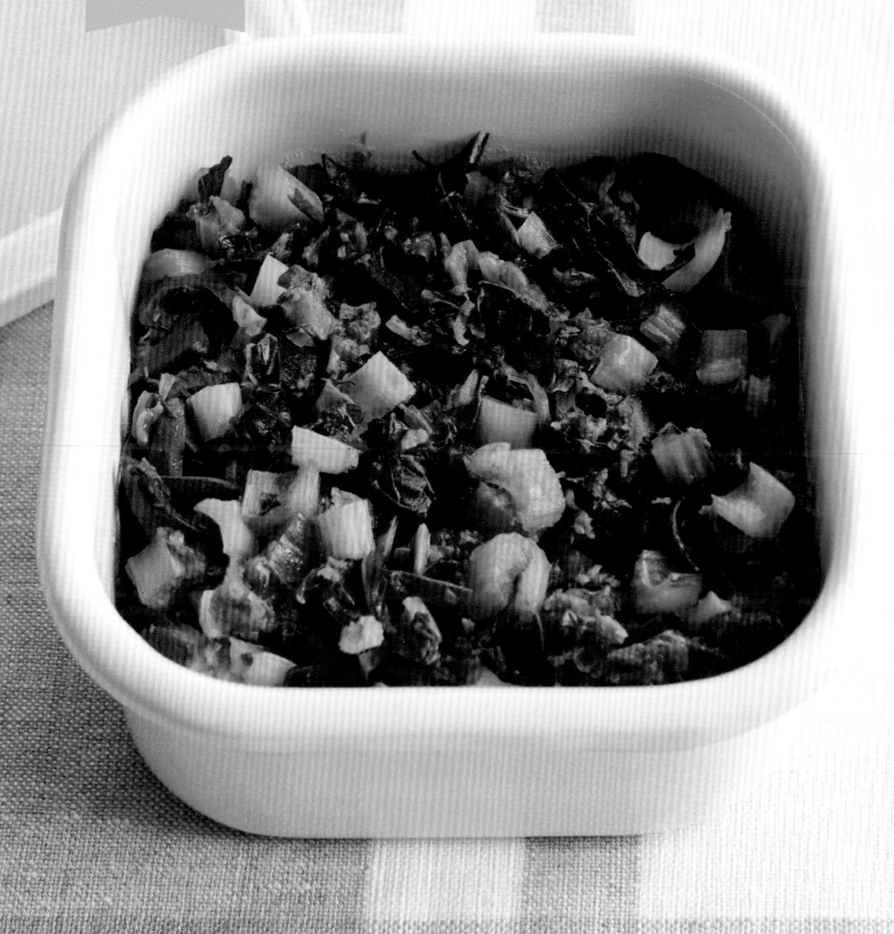

鉄分もタンパク質もこの一品で！ 具だくさんで栄養満点

切り干しだいこんと豆苗の卵焼き

材料（4食分）

卵 …… 4個

切り干しだいこん …… 30g

A
- 水 …… 400ml
- めんつゆ（3倍濃縮）…… 大さじ2

豆苗 …… ½パック（175g）

さくらえび …… 10g

B
- 塩 …… 小さじ¼
- 無調整豆乳 …… 大さじ2

サラダ油 …… 大さじ1

つくりかた

1 切り干しだいこんは水の中でもみ洗いをし、水気を絞る。

2 ボウルに**A**、**1**を入れて20分つけて戻し、水気を絞って食べやすい長さに切る。

3 豆苗は根元を切って3等分に切る。

4 ボウルに卵を割り入れてほぐし、**B**を加えて混ぜ、豆苗、さくらえび、切り干しだいこんを入れて混ぜる。

5 20cmのフライパンに油を入れて中火で熱し、**4**を流し入れて箸で全体を混ぜながら形を整え、ふたをして弱火で8分焼き、裏返してふたはしないで3分焼く。

6 粗熱が取れたら8等分に切る。

豆苗にはタンパク質、ビタミンB群、葉酸や抗酸化作用のあるβカロテンが豊富

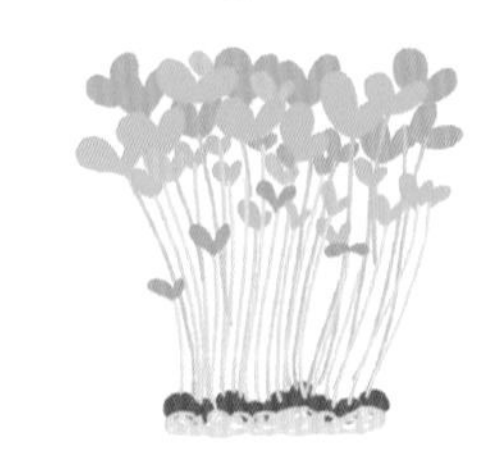

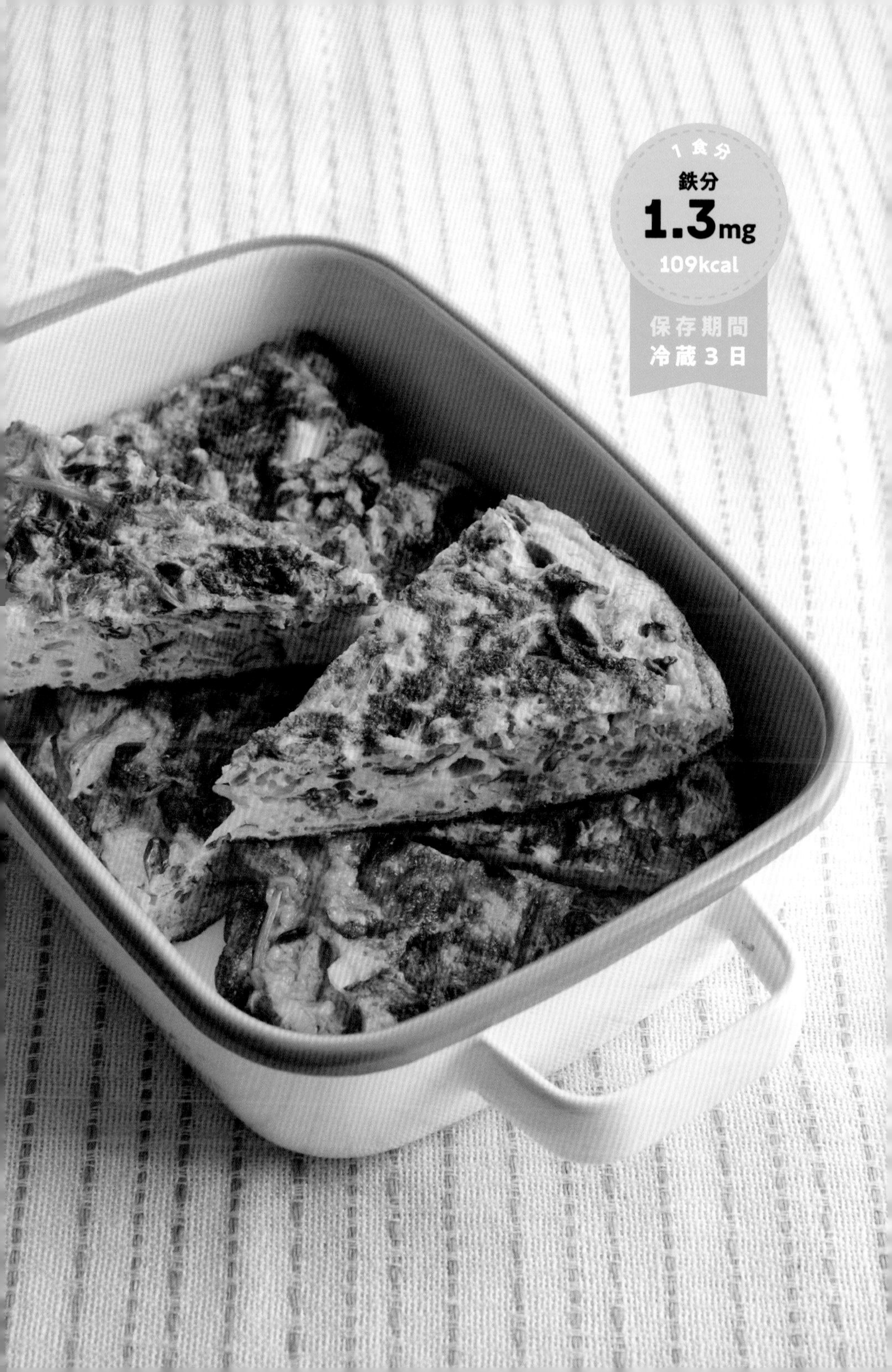
1食分
鉄分
1.3mg
109kcal
保存期間
冷蔵3日

小さな粒に大きな鉄分パワー！ レンズ豆でつくるハーブサラダ

レンズ豆のタブレ

材料（4食分）

レンズ豆 …… 50g
クスクス …… 40g
紫たまねぎ …… ¼個（50g）
きゅうり …… ½本（50g）
塩 …… 小さじ1/4
ミニトマト …… 6個（70g）
パセリ …… 10g

A
- オリーブ油 …… 大さじ2
- レモン汁 …… 大さじ1
- 塩 …… 小さじ⅓
- こしょう …… 少々
- クミン …… 少々

つくりかた

1 鍋にレンズ豆を入れてたっぷりの水を加えて中火にかけ、煮立ったら弱めの中火で20〜30分柔らかくなるまで茹でる（途中水が少なくなったら足す）。ザルに上げて水気を切る。

2 クスクスはボウルに入れて分量外の熱湯を40ml加えて混ぜ、ラップをかぶせて15分おく。

3 たまねぎは粗みじん切りにする。きゅうりは縦に4等分に切って1cm幅に切り、たまねぎ、きゅうりをボウルに入れて塩を加えて混ぜて10分おき、水気を切る。

4 トマトは4等分に切る。パセリは粗みじんに切る。

5 ボウルに**A**を入れて混ぜ、レンズ豆、クスクスを加えて混ぜ、**3**、**4**を加えて混ぜる。

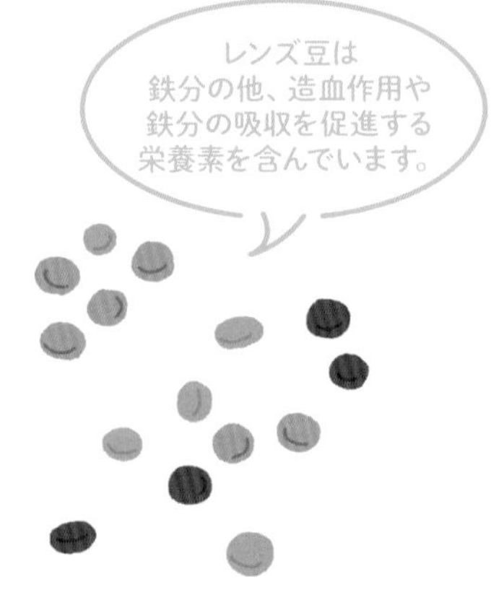

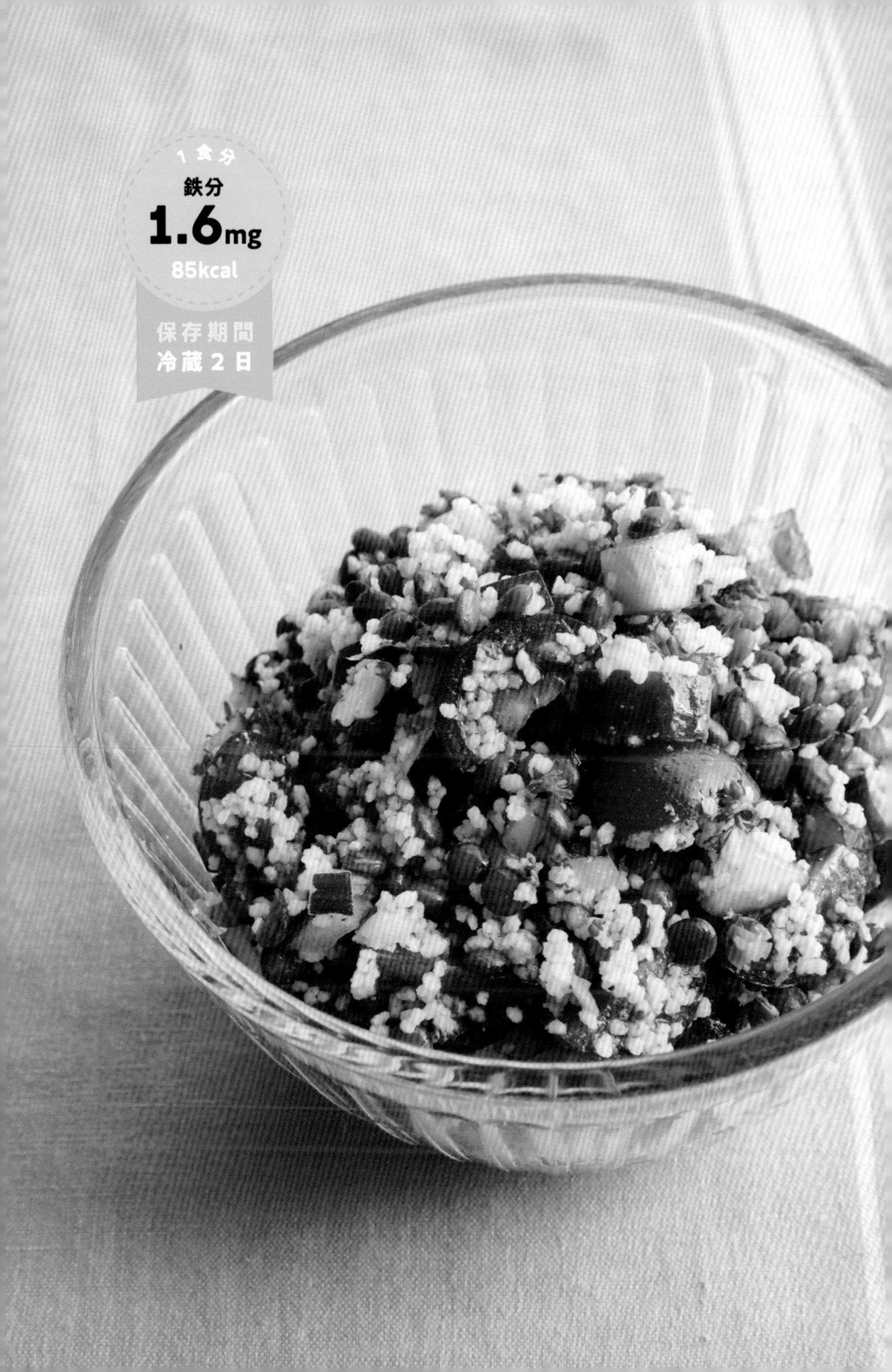
1食分
鉄分
1.6mg
85kcal
保存期間
冷蔵2日

かんたん"鉄分"弁当のすすめ

**作りおきのおかずやちょい足し食材を活用すれば、
鉄分をしっかり摂れる弁当が短時間で完成します。**

弁当づくりのポイント

詰めるときは清潔な菜箸などを使う

保存容器を衛生的に保つために、取り分ける際には十分に注意しましょう。取り分けたあとは、すぐに冷蔵庫にしまうように心がけることも大切です。

電子レンジであたためたものを冷ましてから詰める

作りおきのおかずは、電子レンジでしっかりとあたため、一度冷ましてから弁当箱に詰めましょう。余計な蒸気を逃しておけば、弁当が傷むのを防げます。

暑い時期は
保冷材や保冷バッグを
活用するとより安心！

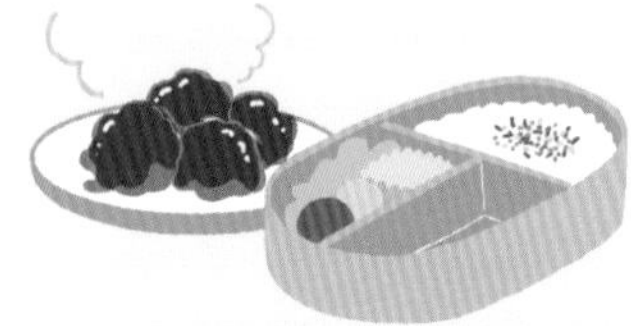

鉄分レシピで弁当づくり

**本書で紹介している作りおきのレシピやちょい足し食材の中から、
特に弁当におすすめの使いやすいおかず・食材を紹介します。**

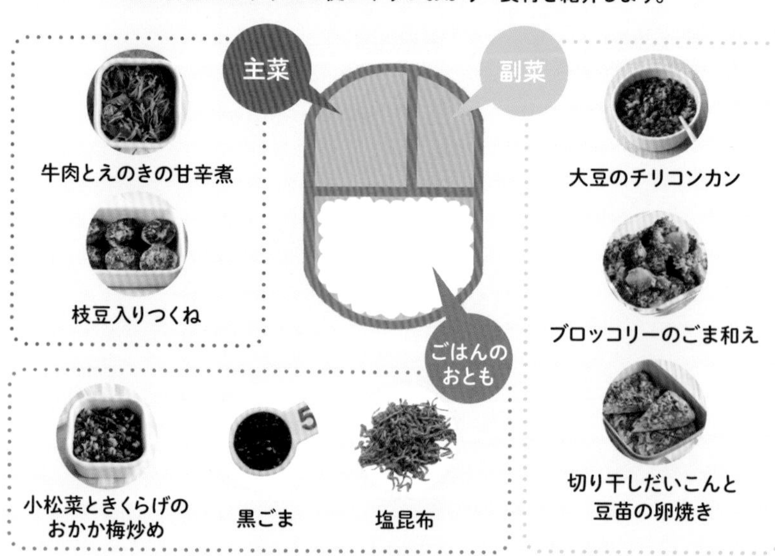

PART

4 鉄分を効率的に摂るための賢い習慣

鉄分は体内で生成できないので、
食べ物から摂る必要があります。
そこで、より効率よく鉄分を摂取できる方法を解説します。
鉄分が豊富に含まれる食べ物を摂ることはもちろんのこと、
鉄分の吸収率を高める栄養素を含む食べ物を
一緒に摂ることも大事です。
賢く鉄分を摂って、体の中から健康になりましょう！

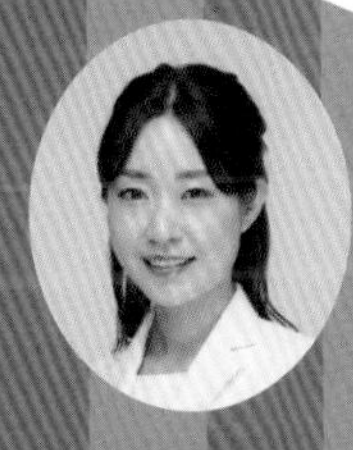

鉄分を賢く摂るコツ

吸収率をアップさせる栄養素と一緒に摂ろう！

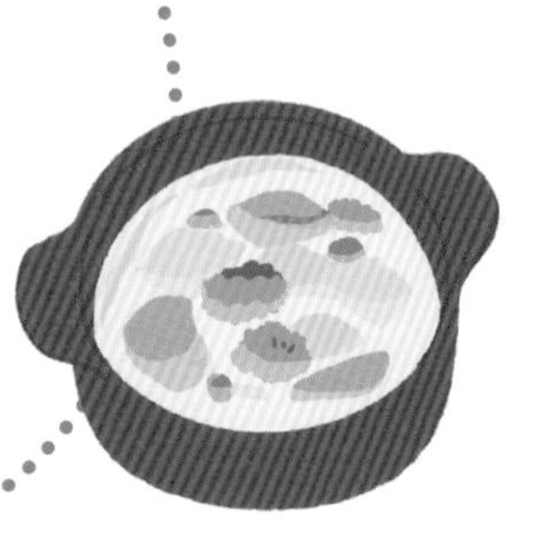

吸収率を高める ビタミンC、クエン酸

鉄分は15ページで説明したように、体内に取り込まれる形によって、ヘム鉄、非ヘム鉄の2種類があります。

吸収効率が高いのはヘム鉄で、**肉**や**魚**など、動物性の食べ物に多く含まれています。したがって、早く鉄分を摂取したいときは**赤身肉**や**レバー**などを意識的に多く食べるようにするとよいでしょう。

さらに鉄分の吸収率を高めるために、ビタミンCやクエン酸、良質なタンパク質と一緒に摂取するとよいことがわかっています。ビタミンCが多い食材は**緑黄色野菜**や**果物**など。

レモンなどの**柑橘類**（かんきつるい）、**りんご**、**梅干し**などに含まれるクエン酸は、煮ると成分が

ヘム鉄・非ヘム鉄、どちらの吸収率も高める食べ物

ビタミンC

● **緑黄色野菜**
赤パプリカ、芽キャベツ、黄パプリカ、ブロッコリー、菜の花、かぶの葉、カリフラワー、ケール、ピーマン、ゴーヤ

● **果物**
いちご、キウイ、レモンなど

上手に栄養素を組み合わせて、
効率よく鉄分吸収！

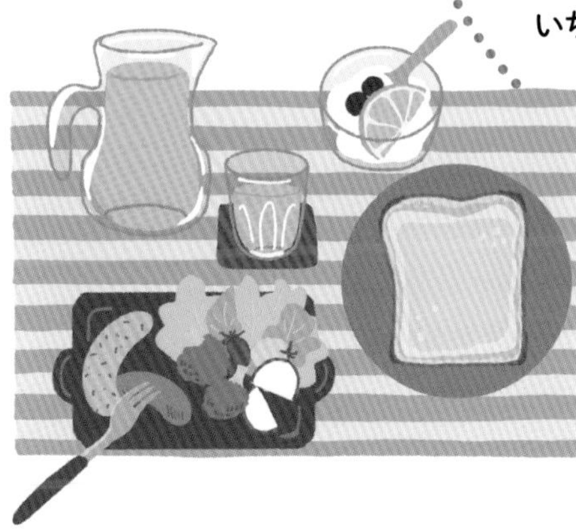

溶け出す水溶性の性質なので、スープや汁まで食べられるメニューで成分を丸ごと摂りましょう。

非ヘム鉄も組み合わせ次第で吸収率アップ!

ヘム鉄に比べると、吸収率の低い非ヘム鉄も、ビタミンCや動物性タンパク質と一緒に摂取することで、吸収率をアップすることができます。

たとえば、非ヘム鉄を多く含む**ほうれんそう**は、**肉**や**魚**、**卵**、**牛乳**などのタンパク質を多く含む食品と一緒に食べると、鉄分の吸収率が上がります。シチューなどで一緒に摂るとよいでしょう。

このように、吸収率を高める作用がある栄養素との組み合わせによって、効率的に鉄分を摂取することができます。

鉄分を効果的に摂るための食べ方の工夫

鉄分の吸収を高める食べ方

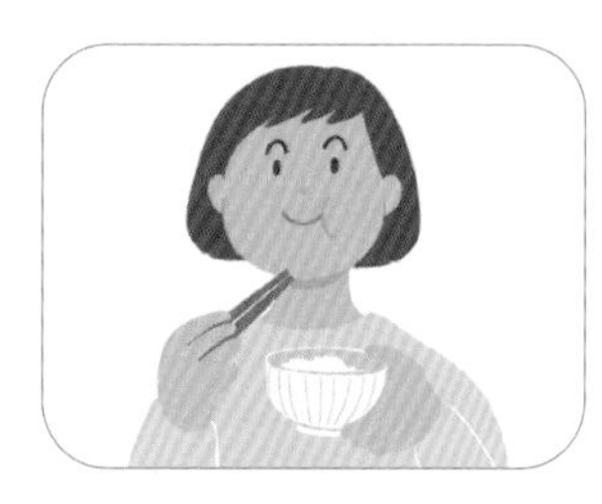

よく噛む

食べ物をよく噛んで細かくすることで、胃で消化がよくなります。

胃酸と唾液が分泌

咀嚼することで胃酸と唾液の分泌が増します。

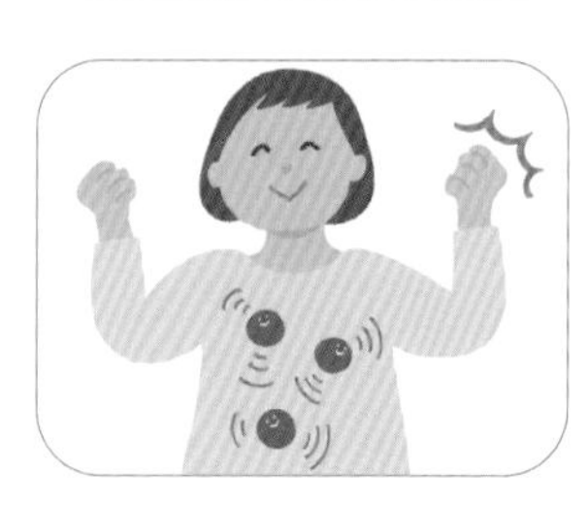

鉄の吸収が高まる！

●よく噛んで食べる

鉄分は、酸と一緒に食べると吸収率が高まります。そのために大事なことは、よく噛んで食べること。胃酸の分泌が増え、よく吸収されるようになります。胃酸の分泌を促す**梅干し**や**酢の物**、**柑橘類**などと一緒に食べることも効果的です。

●ビタミンB6、B12、葉酸も摂ろう

その他にも一緒に摂ると鉄分摂取に効率的な栄養素があります。そのひとつがビタミンB6です。ビタミンB6は赤血球を作るために必要な栄養素。**魚**（**まぐろ、かつお、さけ**など）の他、**赤身肉、にんにく、バナナ**などに多く含まれています。

もうひとつ、一緒に摂ると効果的なのはビタミンB12と葉酸。この2つも、赤血

赤血球を作り、鉄分の吸収をアップさせる栄養素

ビタミンB6
魚
赤身肉
にんにく
バナナ
ビタミンB12
レバー
貝類（あさり、しじみ、かき）
牛乳
卵
MILK
葉酸
レバー
ほうれんそう
いちご
納豆
ブロッコリー
海藻類
お酒はほどほどに

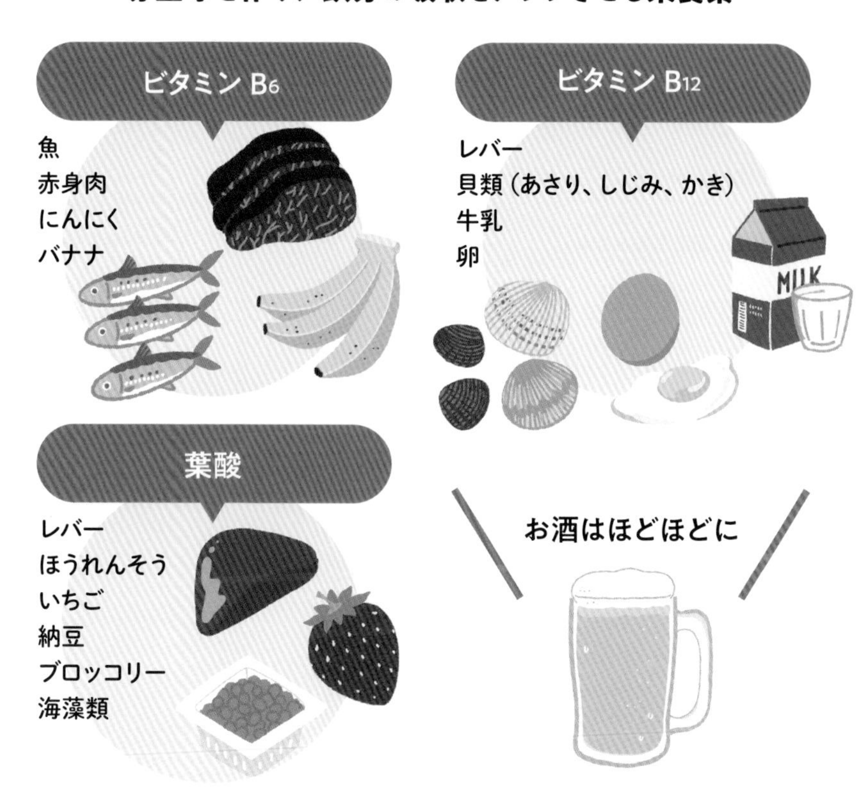

球の生成に欠かせないもので、ビタミンB12は赤血球を正常に成熟させる働きがあります。また葉酸も骨髄内で作られる「赤芽球（赤血球の赤ちゃん）」を正常に生成するのに必要な栄養素です。不足すると未熟な赤血球ができてしまい、貧血を引き起こします。

●お酒はほどほどに

生活習慣を見直すことでも、鉄分の吸収効率をアップさせることができます。

まず胃に負担をかけるお酒の飲み過ぎや暴飲暴食は控えましょう。胃酸の分泌が減り、鉄の吸収率を下げてしまいます。

お酒は赤血球の生成と成熟に必要なビタミンB12と葉酸の吸収も妨げます。多量の飲酒が原因で鉄分不足になることもあるので注意を。

鉄分不足を補う

サプリメントの活用

鉄分補給サプリメントは大きく3種類！
それぞれの特徴

ヘム鉄
- 吸収率高い
- タンパク質と結びついているため、吸収の阻害を受けにくい
- 胃にやさしい

非ヘム鉄
- 吸収率低い
- タンパク質と結びついていないため、吸収が阻害されやすい
- 胃が荒れやすい
- クエン酸やビタミンが一緒に配合されているものもある

フェリチン鉄
- 吸収率はヘム鉄と同じぐらいで、高い
- 胃が荒れにくい

サプリメントは大きく3種類

1日に必要な鉄分を食事から摂取できれば理想ですが、なかなか難しい人もいるでしょう。

そこで、鉄分サプリメントやドリンクを利用して補うのもひとつの方法です。

市販のサプリメントは、ヘム鉄、非ヘム鉄、そして最近はフェリチン鉄のものもあり、大きく3種類に分られます。

ヘム鉄と非ヘム鉄は、前述の通り、吸収率による違いの他、タンパク質と結合しているのがヘム鉄、していないのが非ヘム鉄という違いあります。実はヘム鉄の吸収率が高いのは、タンパク質に包まれていることによって吸収を阻害する物質の影響を受けにくいためなのです。

非ヘム鉄のサプリメントは胃が荒れる

鉄分補給サプリメントの効果的な飲み方

1回に多く飲むのではなく、
1日の分を数回に分ける。
一度にたくさん飲んでも吸収されない分が
排出されてしまうため

空腹時に飲むと
胃が荒れる恐れがあるので、
食後に飲むのがgood！

すぐに効果が出るわけではない。
長く飲み続けたほうがよい。
ただし、用量をきちんと守る

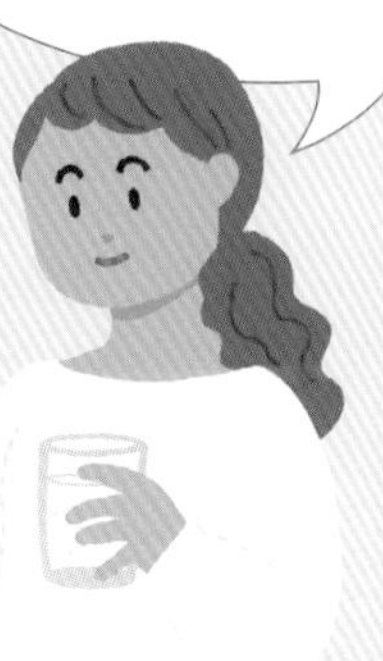

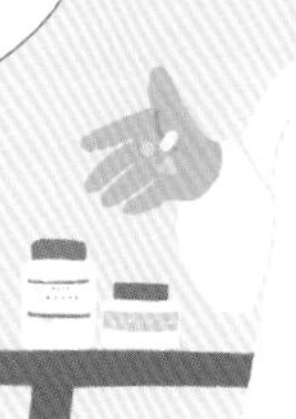

などの副作用もありますが、鉄の吸収率を高めるためにビタミンCやクエン酸が一緒に配合されているものもあるので、症状や用途によってうまく利用しましょう。

　これまでは、鉄分サプリメントは、この2種類がほとんどでしたが、最近、注目されているのが「フェリチン鉄」系です。フェリチン鉄は23ページで紹介しましたが、肝臓や脾臓を中心に存在している、タンパク質と鉄が結びついた状態のもので「貯蔵鉄」と呼ばれます。

　十二指腸で吸収した鉄分で、余った分はフェリチン鉄（貯蔵鉄）となって、肝臓などに貯蔵されます。フェリチン鉄のサプリメントも鉄がタンパク質に包まれていて阻害を受けにくいため吸収率はヘム鉄と同じぐらい。胃のむかつきなども起きません。

鉄分の吸収を阻害する NG栄養素とは？

鉄分と一緒に摂ると吸収を阻害する栄養素や食べ物

シュウ酸を多く含むもの

ほうれんそう、たけのこのアク
さつまいも、ココア、お茶（抹茶、玉露）

ほうれんそう、タケノコは、しっかりアクを抜こう！

タンニンを多く含むもの

コーヒー、紅茶、緑茶

食事中は、水か麦茶を飲みましょう

鉄分の吸収を邪魔してしまう栄養素や食べ物に注意

鉄の吸収を邪魔するため、一緒に摂取しないほうがよい食べ物もあります。

代表的なのは**コーヒー**や**紅茶**、**緑茶**など、タンニンを含むもの。特に非ヘム鉄の吸収率を低下させるので、食事中に飲む習慣がある人は気をつけましょう。

鉄分が不足している人は、食事中は水かタンニンの少ない麦茶などにして、緑茶類を一緒に飲むのは、できるだけ控えるようにしましょう。

健康食と思われている**玄米**も、実は鉄分摂取を考えるのなら一緒に食べるのを避けたほうがよい食べ物。玄米や**ライ麦パン**などに含まれるフィチン酸という、穀類の外皮に含まれる成分は、ミネラル

リン酸塩を含むもの

ハムやソーセージ、練り製品、その他加工食品、清涼飲料水、スナック菓子

これらに使用される
添加物の一種であるリン酸塩は
鉄の吸収を阻害します。

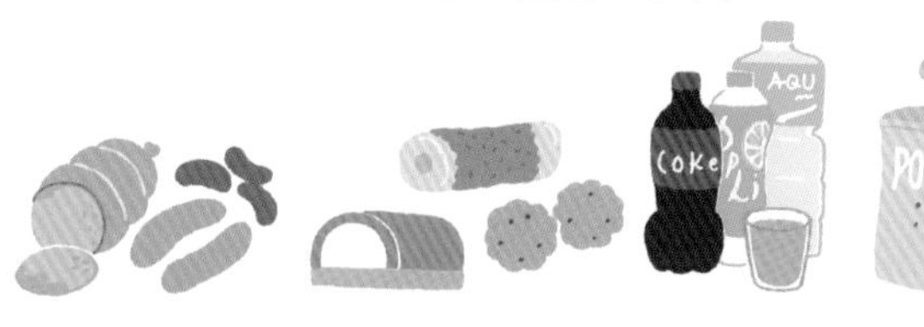

フィチン酸を多く含むもの

玄米、ライ麦、豆類（外皮つき）

鉄分不足のときは控えよう！

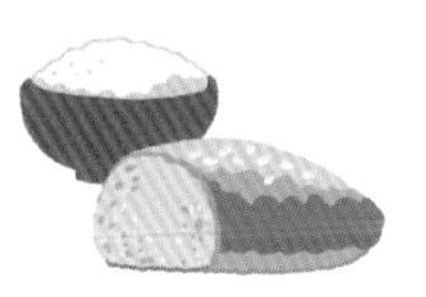

とくっつきやすい性質があります。鉄分は腸から吸収されますが、ミネラルとくっついてしまうと吸収されにくくなってしまうからです。

抗酸化作用があるなど女性に人気の食物ですが、貧血が疑われる場合は、摂取を控えたほうがよいでしょう。

もうひとつ、シュウ酸も気をつけたい成分です。シュウ酸は**ほうれんそう**、**たけのこ**などを茹でたときに出るアクの成分です。水溶性なので、茹でることで減らすことができますから、しっかりアク抜きをするようにしましょう。

その他、**さつまいも**、**ココア**、**緑茶**（特に**抹茶**、**玉露**）にも多く含まれています。ただし、カルシウムと一緒に摂取すると、腸の中で結合し、便として排出されやすくなります。

鉄分の多い加工品

手軽に鉄分を取るには加工品が便利！

調理の手間が省ける加工品を うまく活用しよう

鉄分を多く摂りたいと思っても、料理の手間を考えると、億劫になってしまいます。そういうときは、加工品を利用するのもひとつの方法です。ここでは、鉄分が多く、料理に使いやすい食材を紹介します。

●なまり節

なまり節は、生のかつおをさばいた後、蒸す、茹でるなど加熱処理行ない、一度だけ燻製（焙煎）した加工品です。ちなみに、「かつお節」は、この燻製の工程を何度も繰り返してできるものです。

なまり節は、血合いの部分が多く、そこに豊富な鉄分が含まれています。また、真空パックされたものが市販されて

鉄分を手軽に摂れるおすすめ加工品①

なまり節

なまり節とかつおの食品成分（100g あたり）

	そうだがつお／生	なまり節／加工品
エネルギー	126kcal	162kcal
タンパク質	25.7g	38g
脂質	2.8g	1.1g
炭水化物	0.3g	0.5g
食塩相当量	0.2g	0.2g
鉄	2.6mg	5mg

出典：日本食品標準成分表 2020 年版（八訂）

なまり節はかつおの加工品。生のかつおより約２倍もの鉄を含んでいて、手軽に鉄分を摂れるのでおすすめ。また、脂質は低いのに、その他の栄養価は生のかつおより高い優秀食材でもある。

鉄分を手軽に摂れるおすすめ加工品②

缶詰

生のあさりとあさりの缶詰の鉄分比較（100g あたり）

	あさり／生	あさり／缶詰水煮	あさり／缶詰味付け
エネルギー	27kcal	102kcal	124kcal
タンパク質	6g	20.3g	16.6g
脂質	0.3g	2.2g	1.9g
炭水化物	0.4g	1.9g	11.5g
食塩相当量	2.2g	1g	1.6g
鉄	3.8mg	30mg	28mg

生のまぐろとツナ缶の鉄分比較（100g あたり）

	びんなが／生	缶詰／水煮フレークホワイト	缶詰／油漬フレークホワイト
エネルギー	111kcal	96kcal	276kcal
タンパク質	26g	18.3g	18.8g
脂質	0.7g	2.5g	23.6g
炭水化物	0.2g	0.4g	0.1g
食塩相当量	0.1g	0.7g	0.9g
鉄	0.9mg	1mg	1.8mg

出典：日本食品標準成分表 2020 年版（八訂）

缶詰は、密封し、空気も水も細菌も入らない状態で加熱殺菌をするため、栄養成分が抜けにくく栄養価が高い状態で保たれている。鉄分だけ比較しても、ツナ缶の油漬けは生の２倍、あさりにいたっては、水煮缶が生の10倍近い。

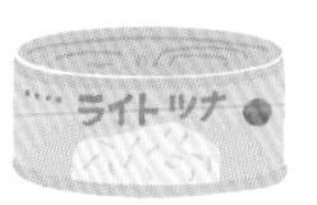

おり、生のかつおよりも栄養価も高いので、より手軽に料理に取り入れることができます。

●あさり・さばの水煮缶

魚や貝類は調理前の下処理に手間がかかるうえ、捨てる部分も多く、調理が面倒と感じる人も多いのではないでしょうか。

その点、缶詰は調理済みの過食部分だけが入っているので便利です。

それだけはありません。缶詰は生のものよりも格段に多く鉄分が含まれているというデータがあります。

文部科学省の食品成分データによると、たとえば、あさりの場合、生は3.8gであったのに対し、水煮缶は約30gと、約8倍の数値が示されました。

缶詰は手軽に鉄分を摂るにはもってこいの加工食品のひとつです。

鉄分を手軽に摂れるおすすめ加工品③

豆類・豆製品　豆類・豆製品の食品成分（100g あたり）

	黄だいず／国産乾燥	木綿豆腐	絹ごし豆腐	凍り豆腐／乾	糸引き納豆	おから／生	豆乳	ひよこまめ全粒／乾	レンズまめ全粒／乾
エネルギー	372kcal	73kcal	56kcal	49kcal	190kcal	88kcal	44kcal	336kcal	313kcal
タンパク質	33.8g	7g	5.3g	50.5g	16.5g	6.1g	3.6g	20g	23.2g
脂質	19.7g	4.9g	3.5g	34.1g	10g	3.6g	2g	5.2g	1.5g
炭水化物	29.5g	1.5g	2g	4.2g	12.1g	13.8g	3.1g	61.5g	60.7g
食塩相当量	0g	0g	0g	1.1g	0g	0g	0g	0g	0g
鉄	6.8g	1.5g	1.2g	7.5g	3.3g	1.3g	1.2g	2.6g	9g

出典：日本食品標準成分表 2020 年版（八訂）

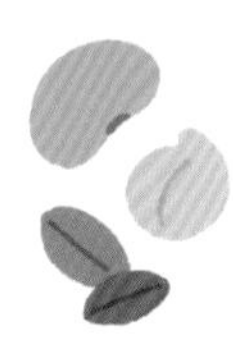

豆類は非ヘム鉄が多く含まれている。さまざまな種類があるが、おおむね鉄分は豊富。中でも群を抜いているのが、高野豆腐（凍り豆腐）。戻す手間はあるが、味の沁みも食感もよく、鉄分補給にはもってこいの食材。

まだまだある！鉄分を手軽に摂れる加工食品

●豆類

豆類は非ヘム鉄を多く含む食材です。非ヘム鉄は、ビタミンCやタンパク質を一緒に摂ると吸収効率を高めることができます。加えて、ビタミンB6やビタミンB12、葉酸も一緒に摂ると、いっそう効果を高めることができます。

レンズ豆はビタミンB6、ひよこ豆は葉酸が、それぞれ多く含まれています。また、だいずは「畑のお肉」といわれるように、鉄分とともにタンパク質も豊富。上手に料理に取り入れたい食材です。ただ、水につけて戻さないといけないのは大変です。そんなときに手軽に利用できるのがフリーズドライのもの。手間が省

鉄分を手軽に摂れるおすすめ加工品④

その他の食材

のり

のりは、鉄を運ぶ赤血球の生成を助ける
ビタミンB12が豊富。

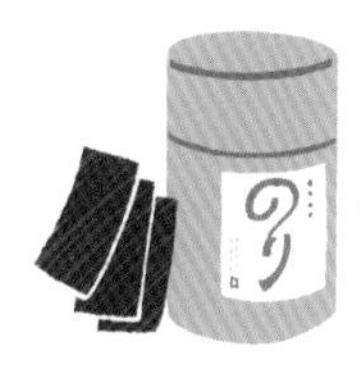

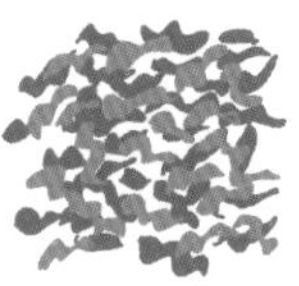

切り干しだいこん

天日干しによって、カルシウムは
生のだいこんに比べ約23倍、
鉄は約49倍！

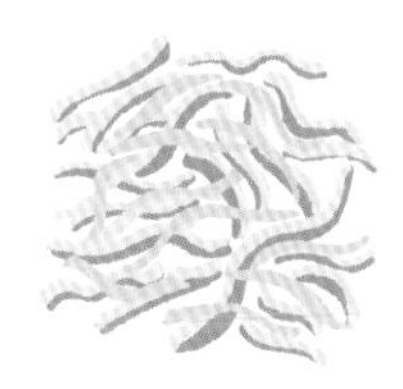

乾物も
鉄分の宝庫！

けて便利です。

●その他

「高野豆腐」と「切り干しだいこん」といった乾物も鉄分が豊富です。水につけて戻す手間はかかりますが、栄養分が凝縮されていて、食感や味もよいので、おすすめです。

「高野豆腐」は、「豆腐」とついていることからわかるようにだいずから作られます。食感もよく、鉄分不足の人が好む傾向にある歯ごたえのある食品といえるでしょう。

「切り干しだいこん」は、だいこんを細かく切り、それを天日干しして作られます。切り干しだいこんに含まれるのも非ヘム鉄ですので、吸収率を高めるには、ビタミンCやタンパク質の多い食材と一緒に調理するのがコツです。

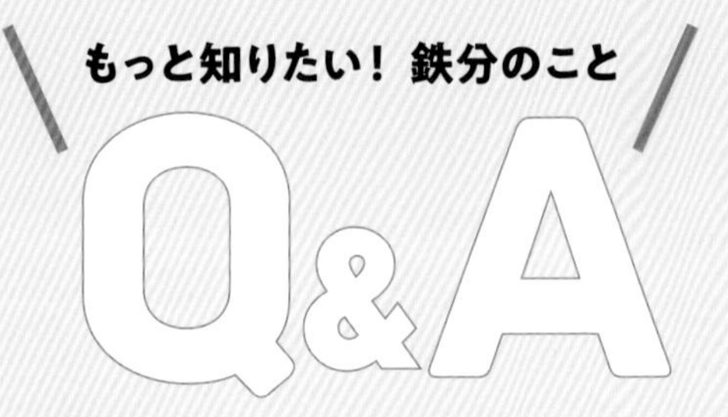

Q1

月経がはじまっていない子どもにも鉄分は必要？

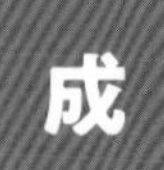

長期や月経のはじまる年齢にさしかかると必要量も増えますが、それ未満の子どもは大人の半分程度の必要量が推奨されていますし、バランスよく食べていればあまり気にしなくてよいでしょう。子どもの必要量については35ページを参照してください。

Q2

貧血を改善するには鉄分の他に摂取したほうがよいものはある？

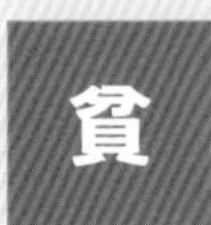

血にもいろんな種類があり、「鉄欠乏性貧血」はそのひとつです。一般的に頻度が高いので貧血＝鉄欠乏性貧血のイメージがあると思いますが、それ以外の原因から起こる貧血もあります。「鉄欠乏性貧血」に関していえばビタミンCも一緒に摂取したほうが効率的に鉄分を吸収できるとされています。
その他、難しい疾患による貧血の場合を除き、鉄分以外で不足したときに貧血になる栄養素として、葉酸、ビタミンB12によるものが挙げられます。貧血の種類によってはこれらの栄養素を摂らないと改善しないものもあります。また、口から摂取しても吸収できない体質の人もいて、その場合は注射で補給するため、医療機関への受診が必要です。

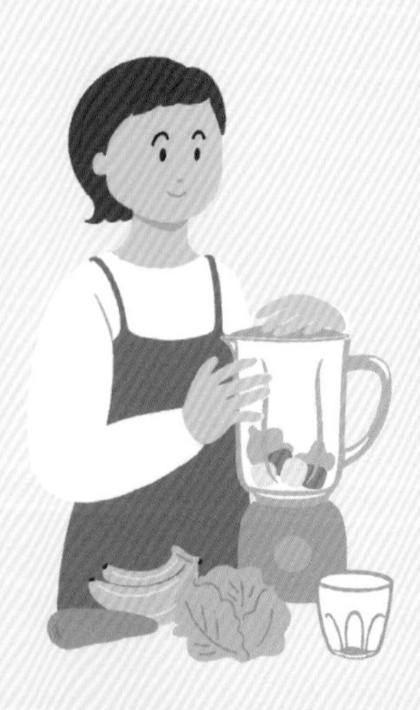

鉄製の調理器具で鉄分は摂れる？

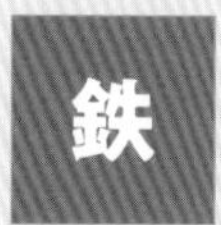

製の調理器具を使用することで、溶出する鉄分を摂取できます。

鉄製鍋から、どれぐらい鉄分が溶出して料理に含まれるか、鉄製とステンレス製の鍋を使って調理をした実験データがあります。両方の鍋で、「ビーフシチュー」「酢豚」「野菜炒め」の３種を作り、それぞれの鉄分含有率を比較したところ、いずれも鉄製鍋のほうが鉄分含有量は多いという結果が出ました。さらに調理時間が長いほうが鉄の溶出量が多いという結果も出ています。

鉄分が多いと思われている「ひじき」ですが、製造の際使用した調理器具によって鉄分量はかなり違ってきます。鉄窯を使用して作ったものは100 g中58mgとかなり多いのですが、ステンレス窯を使用して作られたものは100g中6.2mg程度しかありません。鉄分補給を目的とするなら、購入の際、鉄窯使用かどうかを確認しましょう。

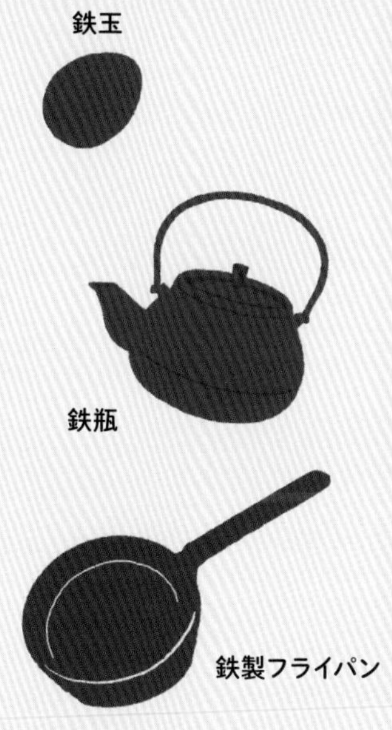

1日に必要な鉄分量は一度に摂取してもよい？

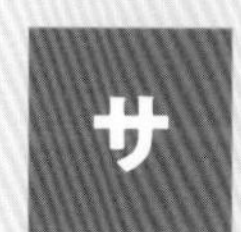

プリメントの効果的な飲み方（P113）でもお話ししましたが、一度に10mg摂っても吸収されるのは１mg程度で、余った分は排出されてしまいます。食事も同様で、１日分をまとめて摂るより分けて摂ったほうが効率よく鉄分を摂取できます。

更年期の女性にも鉄分は必要？

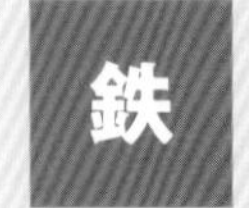

分によって更年期症状が改善するわけではありませんが、自己判断で「更年期かな？」と考えているだるさや体の不調が、実は鉄欠乏によるものである場合も。そのような場合は、鉄補充をすることで､症状が改善する可能性はあるでしょう。

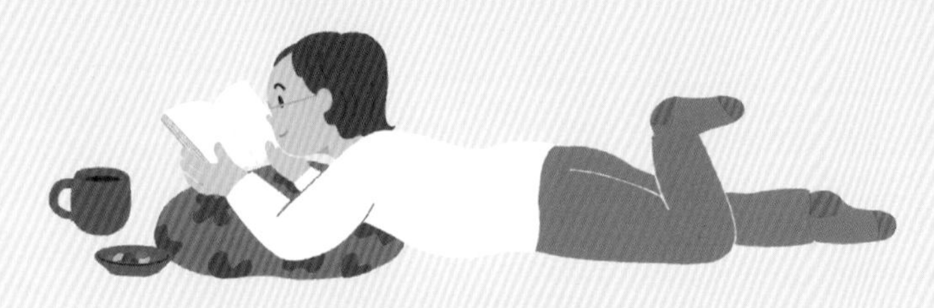

鉄不足が回復するまで、どのぐらいかかる？

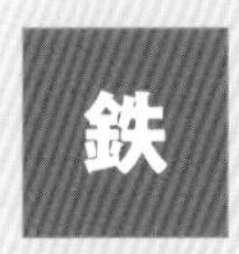

欠乏性貧血と診断された場合、多くは医療用の鉄剤が処方されます。鉄材を服用して、通常は１～２カ月で症状は改善します。しかし、この段階ではまだ貯蔵鉄は十分に回復していないことが多く、貯蔵鉄が回復するまで服用を続けることが大切です。貯蔵鉄の回復には４～５カ月程度かかります。もし､食事だけで､となると、最低でも１年くらいかかると考えたほうがいいでしょう。なお、鉄剤を飲み続けても鉄分量の回復が見られない場合、別の病気、たとえば、女性の場合は子宮筋腫や消化管からの出血、男性の場合は消化管からの出血などが潜んでいることもあるので、注意しましょう。

季節によって鉄分を失いやすい時期はある？

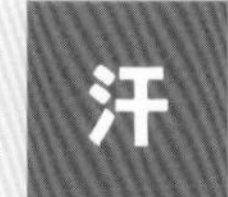

で鉄分は失われますので、夏は汗によって鉄分を失いやすいといえます。１日に２～３ℓの汗をかいた場合、１～２㎎の鉄が失われるといわれています。通常でも１～２㎎が喪失されるため、夏場は倍失われることに。水分の補給とともに、鉄分の補給も心がけましょう。夏以外でも、スポーツで汗を大量にかく人も鉄分を失いやすく、ひどい場合は貧血で倒れる危険もあるので注意しましょう。

サプリメントはずっと飲み続けてもよい？

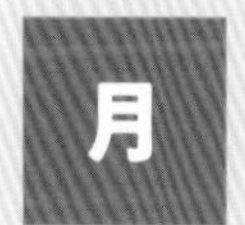

経のある年代の人や、検診でたびたび貧血にひっかかるような人は継続して摂取したほうがよいでしょう。一度、処方された鉄剤の内服をして貧血が改善したとしても、数年後にまた数値が下がってしまい、再び治療が必要となる方は多く見受けられます。無理のない範囲で、サプリメントで適量を補充することもいいでしょう。

巻末収録
鉄分を多く含む食材60

ここでは鉄分を多く含む食材を紹介します。
どれも身近で手に入りやすい食材ばかりです。鉄分補給のためにも、
ぜひ毎日の食事作りに活用しましょう。

注）※食材の鉄分量は『日本食品標準成分表2020年版（八訂）』（文部科学省科学技術・学術審議会資源調査分科会）を参照しています。
※食材によって母数が異なります。

肉類
牛豚合いびき肉
鉄分
1.4mg/100g
※写真は100g
肉類
砂肝
鉄分
2.5mg/100g
※写真は100g
肉類
豚ハツ
鉄分
3.5mg/100g
※写真は100g
肉類
豚レバー
鉄分
13mg/100g
※写真は25g
肉類
豚ひき肉
鉄分
0.9mg/100g
※写真は100g
肉類
牛切り落とし
鉄分
2.4mg/100g
※写真は140g
肉類
牛もも肉
鉄分
2.7mg/100g
※写真は85g
肉類
鶏レバー
鉄分
9.0mg/100g
※写真は45g
肉類
豚しゃぶしゃぶ肉
鉄分
0.7mg/100g
※写真は30g
肉類
牛サーロイン
鉄分
2.1mg/100g
※写真は125g
肉類
牛ランプ肉
鉄分
2.7mg/100g
※写真は85g
肉類
鶏ハツ
鉄分
5.1mg/100g

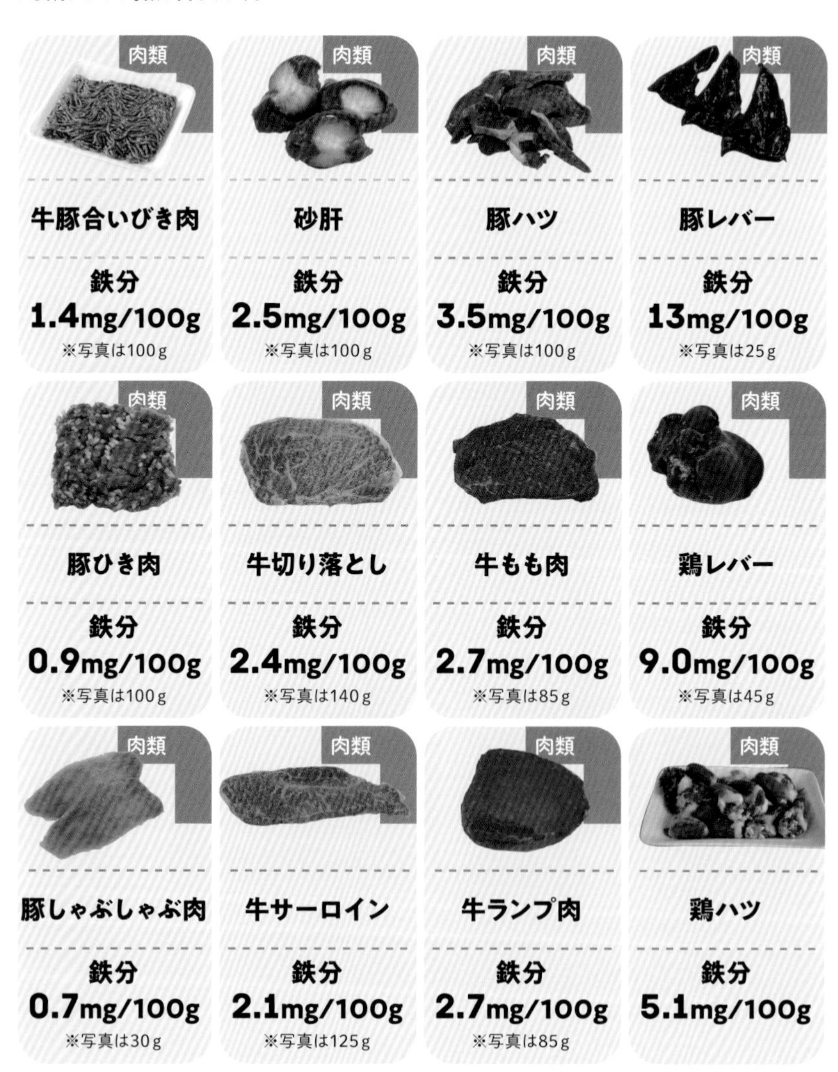

魚介類

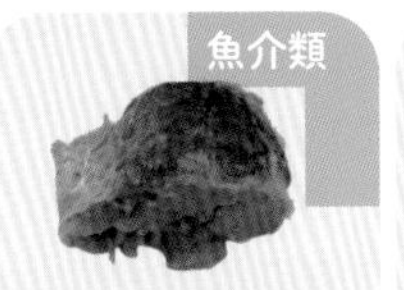

さば缶（水煮）

鉄分
1.6mg/100g
※写真は80g

魚介類

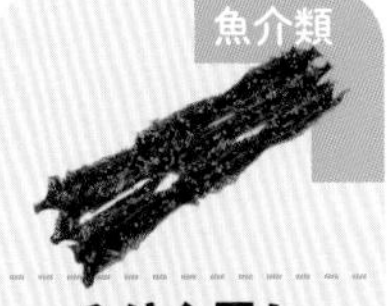

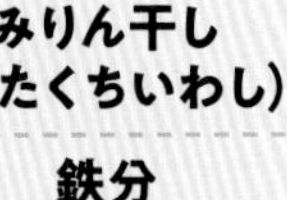

みりん干し
（かたくちいわし）

鉄分
3.7mg/100g

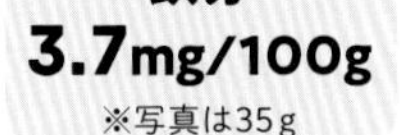

※写真は35g

魚介類

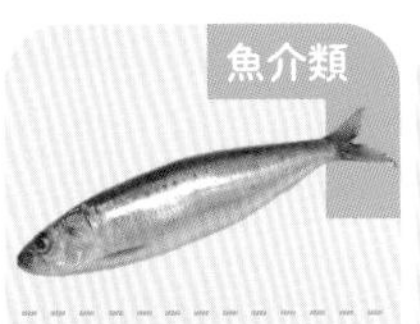

いわし

鉄分
2.1mg/100g
※写真は90g

魚介類

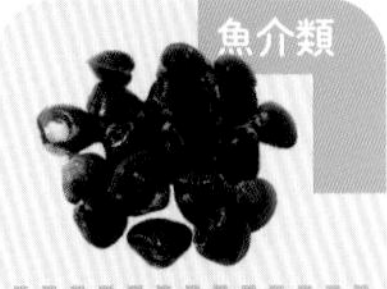

しじみ

鉄分
8.3mg/100g
※写真は50g

魚介類

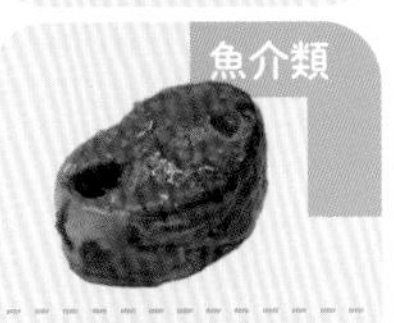

さば缶（みそ煮）

鉄分
2.0mg/100g
※写真は80g

魚介類

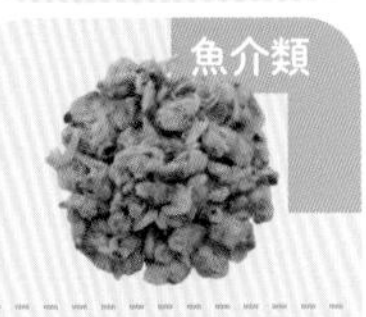

あさり缶（水煮）

鉄分
30mg/100g
※写真は70g

魚介類

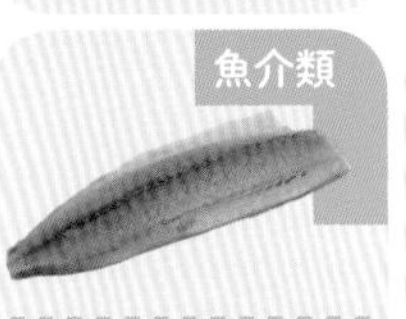

かつお

鉄分
1.9mg/100g
※写真は390g

魚介類

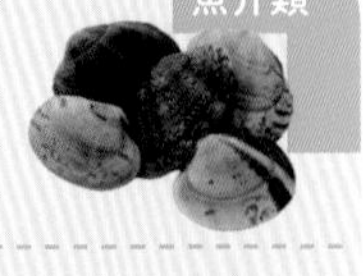

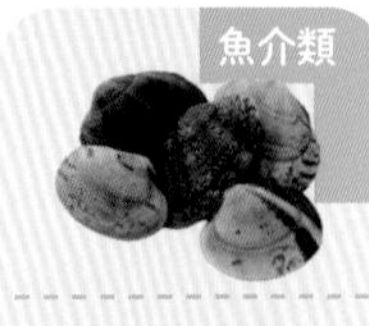

あさり

鉄分
3.8mg/100g
※写真は40g

野菜

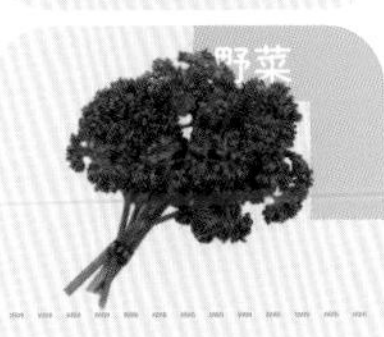

パセリ

鉄分
7.5mg/100g
※写真は25g

魚介類

まぐろ味付
フレーク缶

鉄分
4.0mg/100g
※写真は60g

魚介類

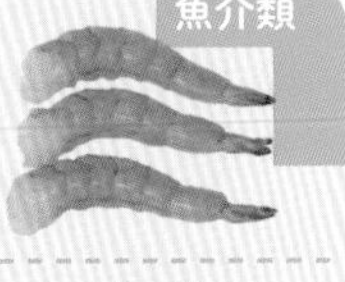

えび
（バナメイ）

鉄分
1.4mg/100g
※写真は36g

魚介類

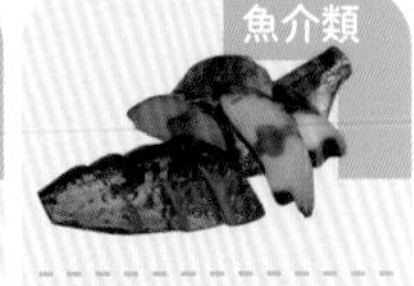

なまり節

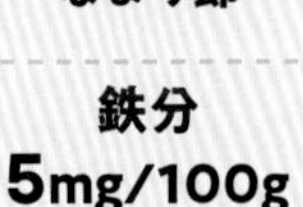

鉄分
5mg/100g
※写真は30g

野菜

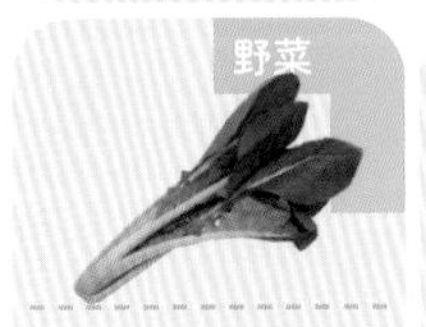

小松菜

鉄分
2.8mg/100g
※写真は55g

魚介類

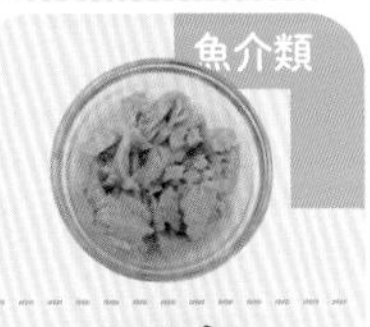

ツナ缶
（オイル漬）

鉄分
1.8mg/100g
※写真は60g

魚介類

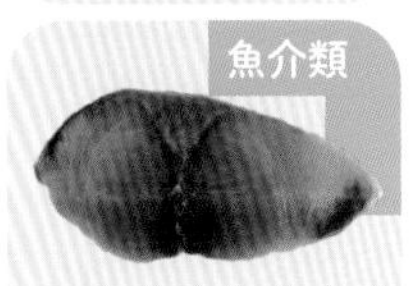

ぶり

鉄分
1.3mg/100g
※写真は100g

魚介類

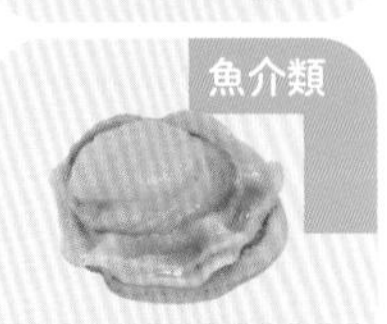

ほたて貝

鉄分
2.2mg/100g
※写真は100g

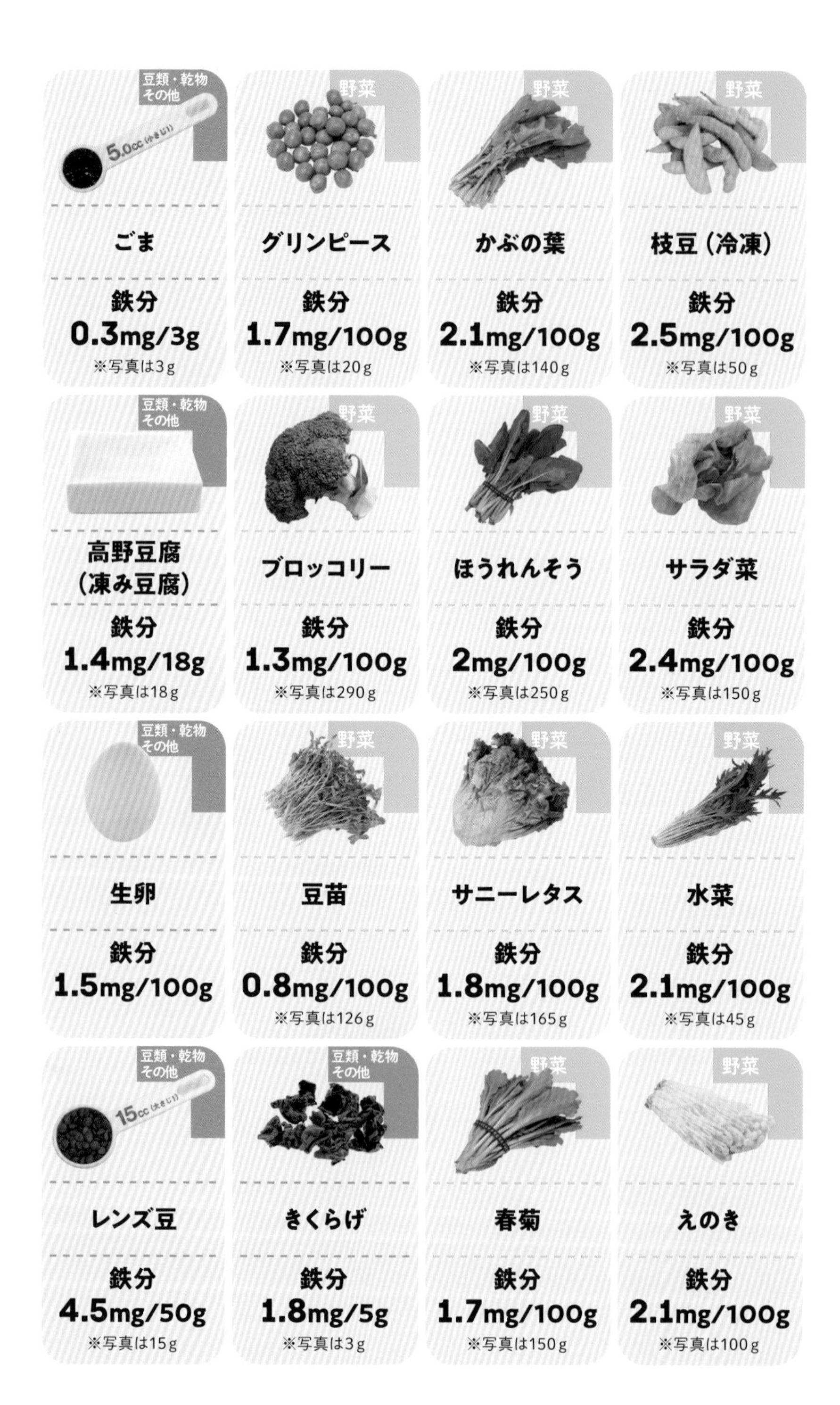
豆類・乾物その他
5.0cc (小さじ1)
ごま
鉄分
0.3mg/3g
※写真は3g
野菜
グリンピース
鉄分
1.7mg/100g
※写真は20g
野菜
かぶの葉
鉄分
2.1mg/100g
※写真は140g
野菜
枝豆（冷凍）
鉄分
2.5mg/100g
※写真は50g
豆類・乾物その他
高野豆腐（凍み豆腐）
鉄分
1.4mg/18g
※写真は18g
野菜
ブロッコリー
鉄分
1.3mg/100g
※写真は290g
野菜
ほうれんそう
鉄分
2mg/100g
※写真は250g
野菜
サラダ菜
鉄分
2.4mg/100g
※写真は150g
豆類・乾物その他
生卵
鉄分
1.5mg/100g
野菜
豆苗
鉄分
0.8mg/100g
※写真は126g
野菜
サニーレタス
鉄分
1.8mg/100g
※写真は165g
野菜
水菜
鉄分
2.1mg/100g
※写真は45g
豆類・乾物その他
15cc (大さじ1)
レンズ豆
鉄分
4.5mg/50g
※写真は15g
豆類・乾物その他
きくらげ
鉄分
1.8mg/5g
※写真は3g
野菜
春菊
鉄分
1.7mg/100g
※写真は150g
野菜
えのき
鉄分
2.1mg/100g
※写真は100g

豆類・乾物 その他

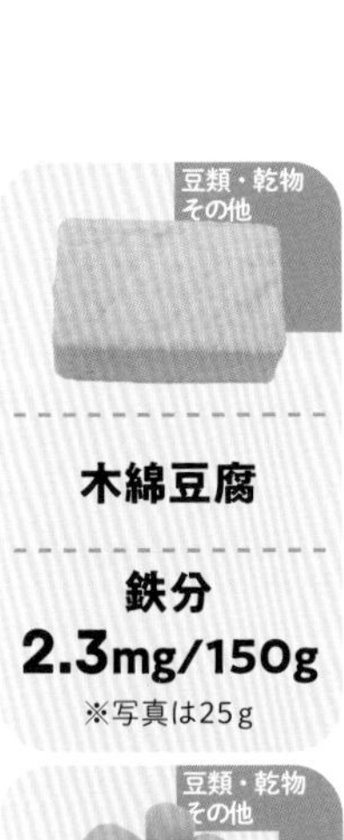

木綿豆腐

鉄分
2.3mg/150g
※写真は25g

豆類・乾物 その他

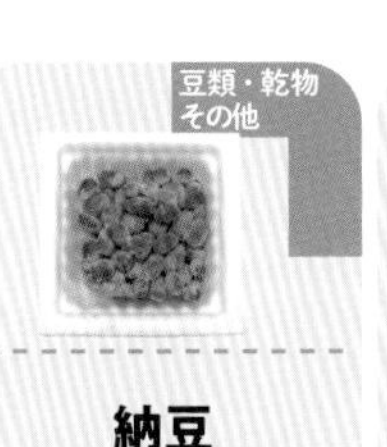

納豆

鉄分
1.5mg/45g
※写真は45g

豆類・乾物 その他

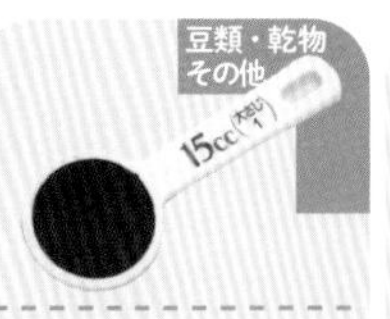

ココア（ピュア）

鉄分
0.8mg/6g
※写真は6g

豆類・乾物 その他

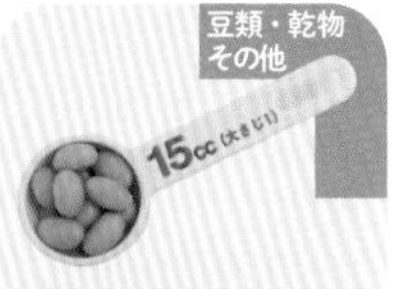

蒸しだいず

鉄分
1.4mg/50g
※写真は15g

豆類・乾物 その他

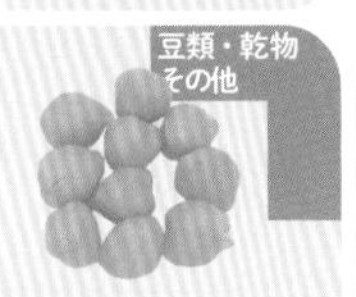

ひよこ豆

鉄分
0.6mg/50g
※写真は12g

豆類・乾物 その他

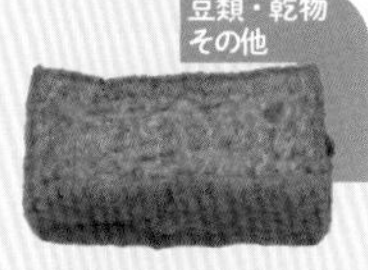
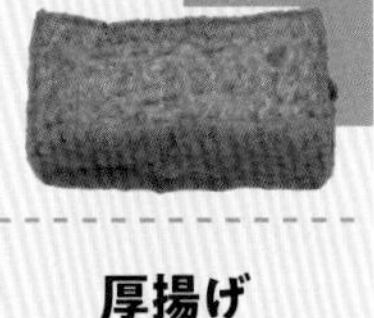

厚揚げ

鉄分
2.6mg/100g
※写真は60g

豆類・乾物 その他

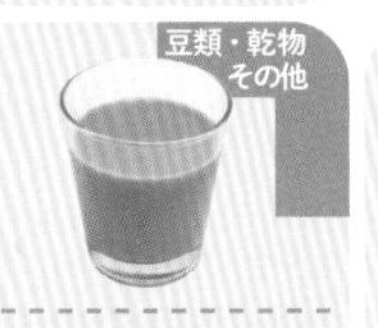

豆乳

鉄分
2.4mg/100g
※写真は50g

豆類・乾物 その他

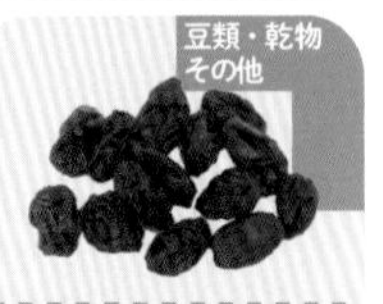

レーズン

鉄分
0.2mg/10g
※写真は10g

豆類・乾物 その他

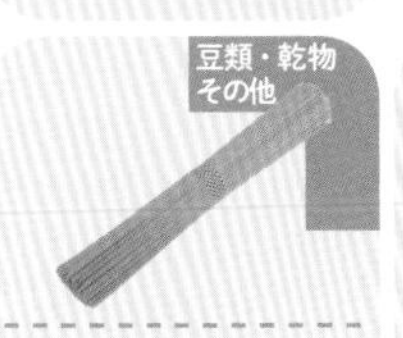

そば（乾）

鉄分
1.3mg/50g
※写真は100g

豆類・乾物 その他

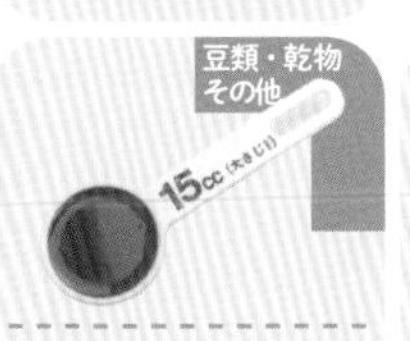

練りごま（白）

鉄分
1mg/18g
※写真は18g

豆類・乾物 その他

くるみ

鉄分
0.3mg/10g
※写真は10g

豆類・乾物 その他

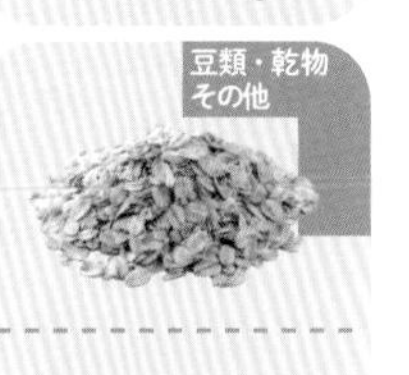

オートミール

鉄分
1.6mg/40g
※写真は35g

豆類・乾物 その他

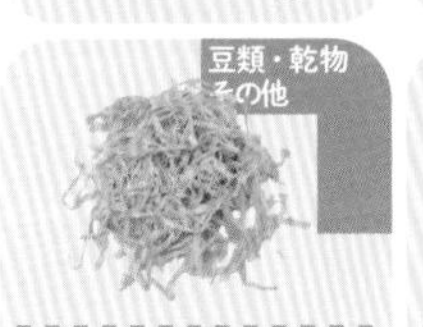

切り干しだいこん

鉄分
0.5mg/15g
※写真は10g

豆類・乾物 その他

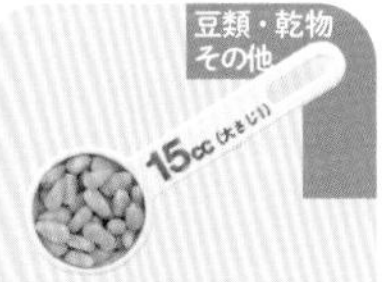

まつの実

鉄分
0.6mg/10g
※写真は9g

豆類・乾物 その他

きな粉

鉄分
0.4mg/6g
※写真は6g

豆類・乾物 その他

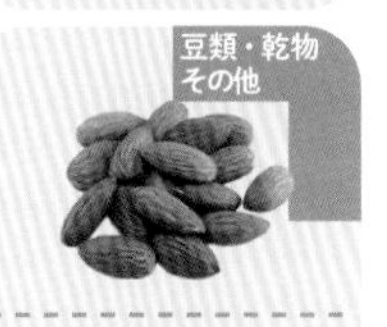

アーモンド

鉄分
0.4mg/10g
※写真は60g

監修者紹介

監修
工藤 あき（くどう・あき）

消化器内科医・美腸・美肌評論家。一般内科医として地域医療に貢献する一方、腸内細菌・腸内フローラに精通。腸活×菌活を活かしたダイエット・美肌・エイジングケア治療にも力を注いでいる。また「植物由来で内面から美しく」をモットーに、日本でのインナーボタニカル研究の第一人者としても注目されている。日本消化器病学会専門医・日本消化器内視鏡学会専門医・日本内科学会認定医。

料理監修
井原裕子（いはら・ゆうこ）

料理研究家。食生活アドバイザー、野菜ソムリエの資格を持つ。米国、英国に約８年間在住した後、料理研究家のアシスタントを12年勤めて独立。季節感を大切に、体にやさしい食べ方、誰にでもおいしく作れる料理作りが大人気。雑誌や書籍でのレシピ提案のほか、テレビ出演、企業の商品開発やSNS運用、レストランのメニュー開発などでも活躍中。

カバー・本文デザイン・DTP・イラスト　ササキサキコ
撮影　宗田育子
スタイリング　吉岡彰子
調理アシスタント　岡田みなみ（管理栄養士）
栄養計算　片江実華（管理栄養士）
編集協力　青山美佳
編集制作　株式会社 風土文化社（田中祥乃・大迫倫子）

消化器内科医が教える
体と心を“強く”する
鉄活BOOK
貯蔵鉄を増やすおいしいレシピ62

2023年1月31日　初版第1刷発行

監修　工藤あき
料理監修　井原裕子
発行者　小宮英行
発行所　株式会社 徳間書店
〒141-8202
東京都品川区上大崎3-1-1
目黒セントラルスクエア
編集 03-5403-4350
販売 049-293-5521
振替00140-0-44392
印刷・製本　図書印刷株式会社

©2023　Aki Kudo,Yuko Ihara,Printed in Japan
ISBN978-4-19- 865587-7

乱丁、落丁はお取替えいたします。
※本書の無断複写は著作権法上での例外を除き禁じられています。
購入者および第三者による本書のいかなる電子複製も
一切認められておりません。